TESTEZ VOS CONNAISSANCES SUR L'ALIMENTATION SAINE

Livre d'activités pour adultes

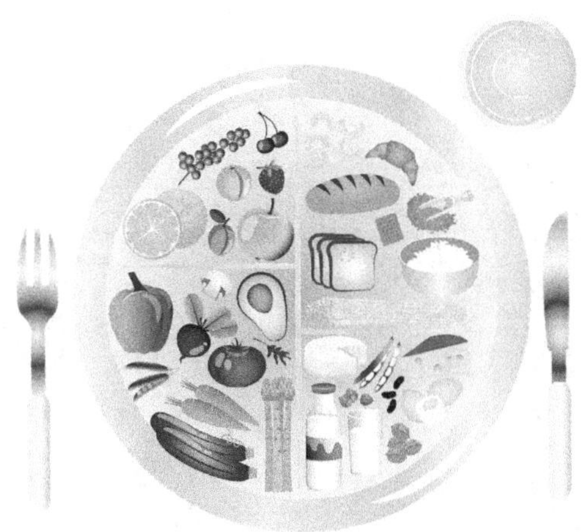

SOMMAIRE

Mots brouillés

Mots mystère

Jeux de réflexion : mots coupés

Vrai ou Faux

Règles des jeux

Jeux japonais : la ruche

Chaque ruche contient des nombres déjà saisis pour vous guider.
Deux de ces nombres sont insérés à l'intérieur d'un cercle. L'un
des deux nombres est toujours le numéro 1 et indique le point de
départ, tandis que le second représente le point final du jeu. Le
but est de pouvoir insérer tous les nombres de manière à ce qu'ils
soient contigus et consécutifs, créant ainsi une sorte de chaîne.

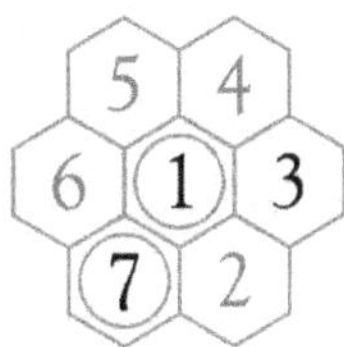

Dans l'exemple ci-dessus les nombres 1, 3 et 7 ont déjà été
saisis. Le numéro 2 ne peut être inséré que là où vous le voyez,
car il doit être consécutif et contigu au numéro 1, et doit être
contigu au numéro suivant, c'est-à-dire le numéro 3.

- Chaque ruche ne peut avoir qu'une seule solution ;
- Il n'est pas nécessaire de partir du premier ou du dernier
  numéro ;
- Commencer par la fin peut parfois révéler des indices utiles
  pour terminer le jeu.

Mots brouillés

Les mots sont séparés par des tirets au lieu des espaces.

Les accents sur les mots ne sont pas utilisés.

Toutes les solutions sont incluses à la fin du livre.

Amusez-vous bien !

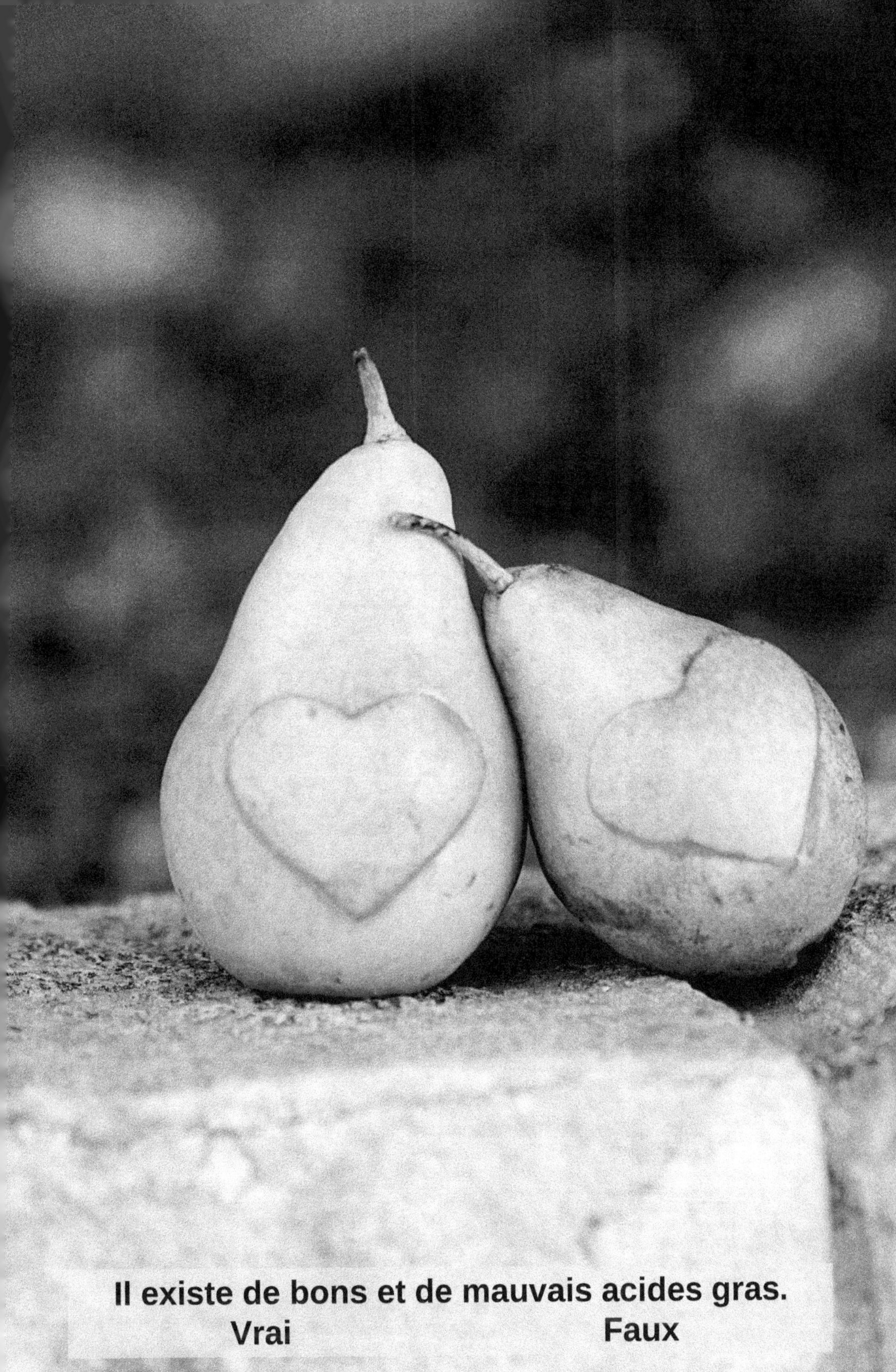

Il existe de bons et de mauvais acides gras.
Vrai   Faux

LES CÉRÉALES


```
Y H X S T O I Z P K U H S B B Y C K F T
C W L U G Y P C D P W L G E F V L G P I
J X C K L W F P L U M O R K G G X S G X
O U G L L H M H E E U C N T U Y K M J M
K A Q R M S A S V J E N O Z S E N N A O
L A J R H Y I K A P L T I N O Y H N G P
D C N U K S Z E I H G I P G R J M M K Y
K A M A U U E N N Q I L X C G A I V H F
O J O U Q U N I Q T E A I M H I B L V Y
Z P O P P C A S Q C S P I M O V W Y E O
Q K T G A Q F A E E B O L S X R T I G G
A M U D T O L R P T E L L I M U X L P C
J M E Q A Y S R E A K I R B Q T H S K O
F K G C V T Y A A U H Q I L L S K E T Y
F W R N G S Z S U J F I Q E M N O U I B
A V O I N E K O T G J E N I R A F M S K
T J F Q B T J M R T V O L N X S M F O A
C H G F J S O A E Z Y Y G U V F U M D Q
G N V T B G I I I N I F D X Y N I M O C
F X F G D L V S R T D P O M H J G P H R
```

AVOINE	BLE	EPEAUTRE	FARINE	LEVAIN
MAIS	MAIZENA	MILLET	MUESLI	ORGE
SARRASIN	SEIGLE	SORGHO		

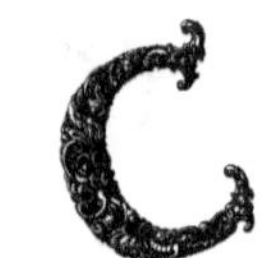

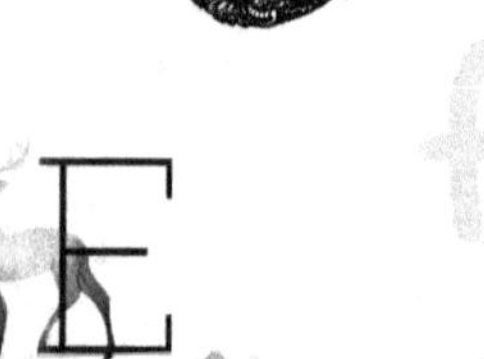

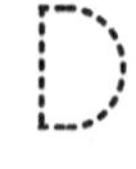

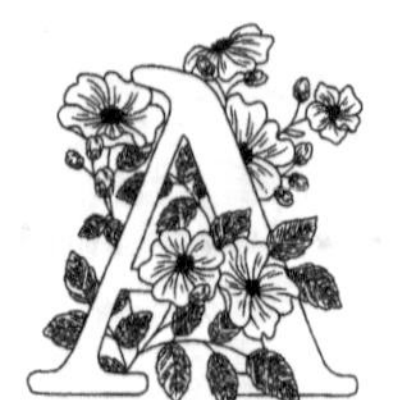

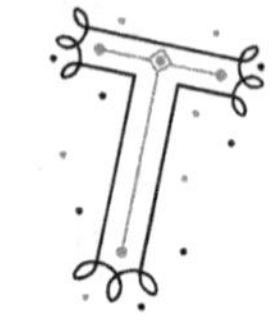

LES ÉTAGES DE LA PYRAMIDE ALIMENTAIRE

Associez chaque catégorie à l'étage de la pyramide alimentaire qui lui correspond.

Produits laitiers, viande, poisson, œufs & tofu

Huiles, matières grasses & fruits à coque

Produits céréaliers, pommes de terre & légumineuses

Sucreries, snacks salés & alcool

Légumes & fruits

Les boissons

Donnez 5 exemples d'aliments pour chaque étage de la pyramide alimentaire

UN SYSTÈME IMMUNITAIRE FORT

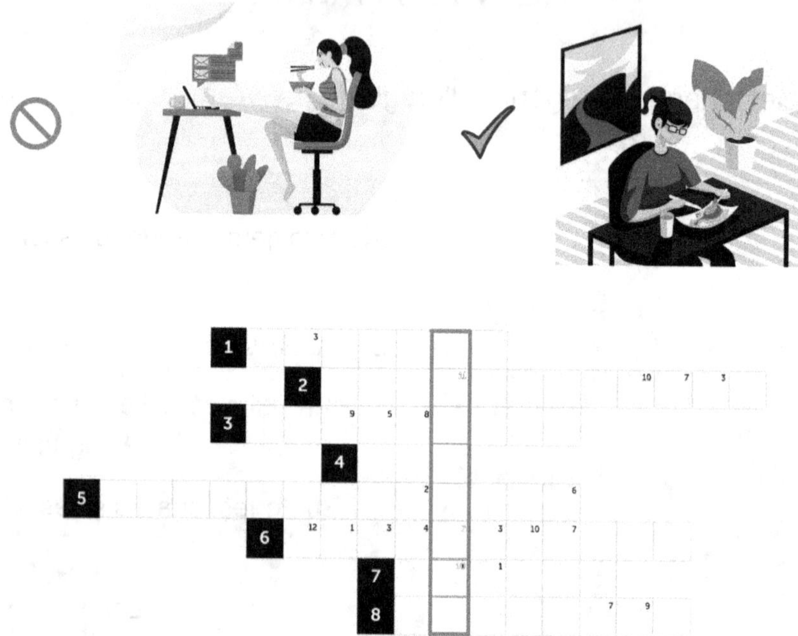

1. L'organisme en a besoin pour être à son maximum
2. À surveiller et équilibrer pour avoir un organisme fort et sain
3. Permet de réduire les hormones du stress
4. Aide le corps humain à se régénérer
5. Cures idéales pour renforcer le système immunitaire
6. Microorganismes qui constituent la flore buccale, intestinale et vaginale
7. Peut nuire au bon fonctionnement du système immunitaire
8. Oligoélément essentiel à l'organisme

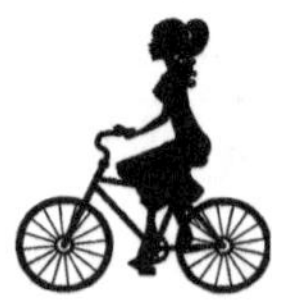

À LA RECHERCHE DES VOYELLES DISPARUES

FR L PLN D VTMNS
VR N RYTHM D SMML RGLR
SCLSZ-VS
PRNDR SN D S FLR NTSTNL
PRNDR SN D SN HYGN PRSNNLL

MOTS COUPÉS

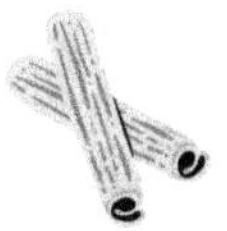

Jeu de réflexion : retrouvez toutes les combinaisons
possibles de mots de 2 syllabes

AVI	DRE	GRE	LAI
LER	LIN	MAR	MIS
MOU	NER	PER	PRO
RON	SAN	SOU	TON

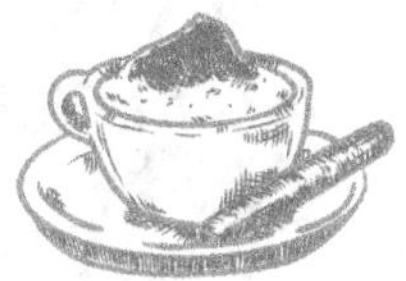

LES FÉCULENTS


```
K E G T B R R N Z E S I A T N E L O P Q
Z E H H P R U O H G L U O B C Y U D E N
G R S S E T A P A P F M D N O S D Y U Z
U U A O N I U Q C H I X K C I C H I P S
F L C P F I O F O B S T X Y N H C N R P
F E F D B S A J I I V T M Z A L A T G F
Z P P N R A H S P S Y F E E M T E G E M
C A O X W U J E A C Z C K J A T J E M I
O H Q S B I L O T O Y R K S B L I K B I
Y C V P D U Z V J T O O V P S F K D D O
X H L W R T Y K H T S Z S Z Z Y X W M X
K E L U O M E S B E N E Q D B P G R C H
O J D H J S Y M C S L T G Q B J C B I A
I G O X K O Z W A U G G S P U X Q W P N
V P A I N Y Q O B Q G T T D Z K T G H D
H X W W G D J H W X Y T G E W F T Z P A
V K J N F S B Y Y O N B E K R O Z Q A M
F X I V O F L Y P L N Q R P A N S N P G
P Z N L W J V H G U S U E L M F I D B J
W Q B O L W V J W B B Z I R E Z Q S K M
```

BISCOTTES	BOULGHOUR	CHAPELURE	CHIPS	CROZET
MANIOC	PAIN	PATES	POLENTA	QUINOA
RIZ	SEMOULE	TAPIOCA		

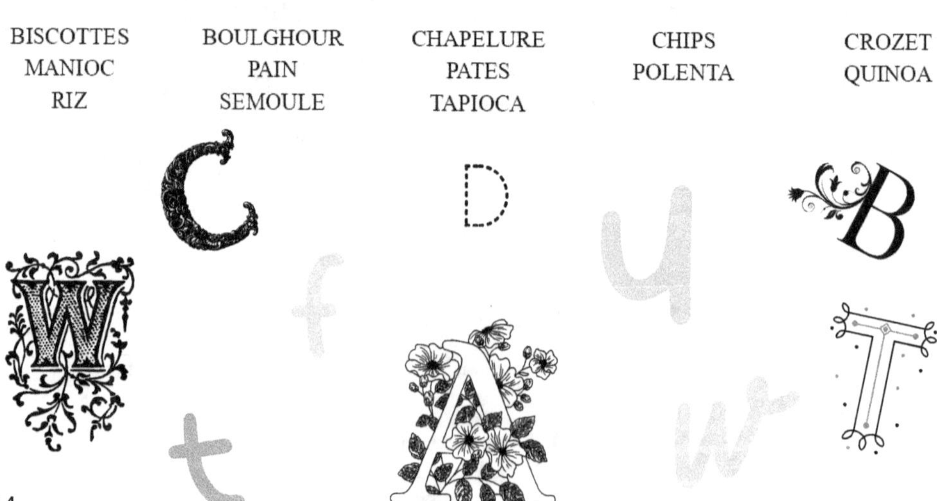

LES MINÉRAUX ET VITAMINES

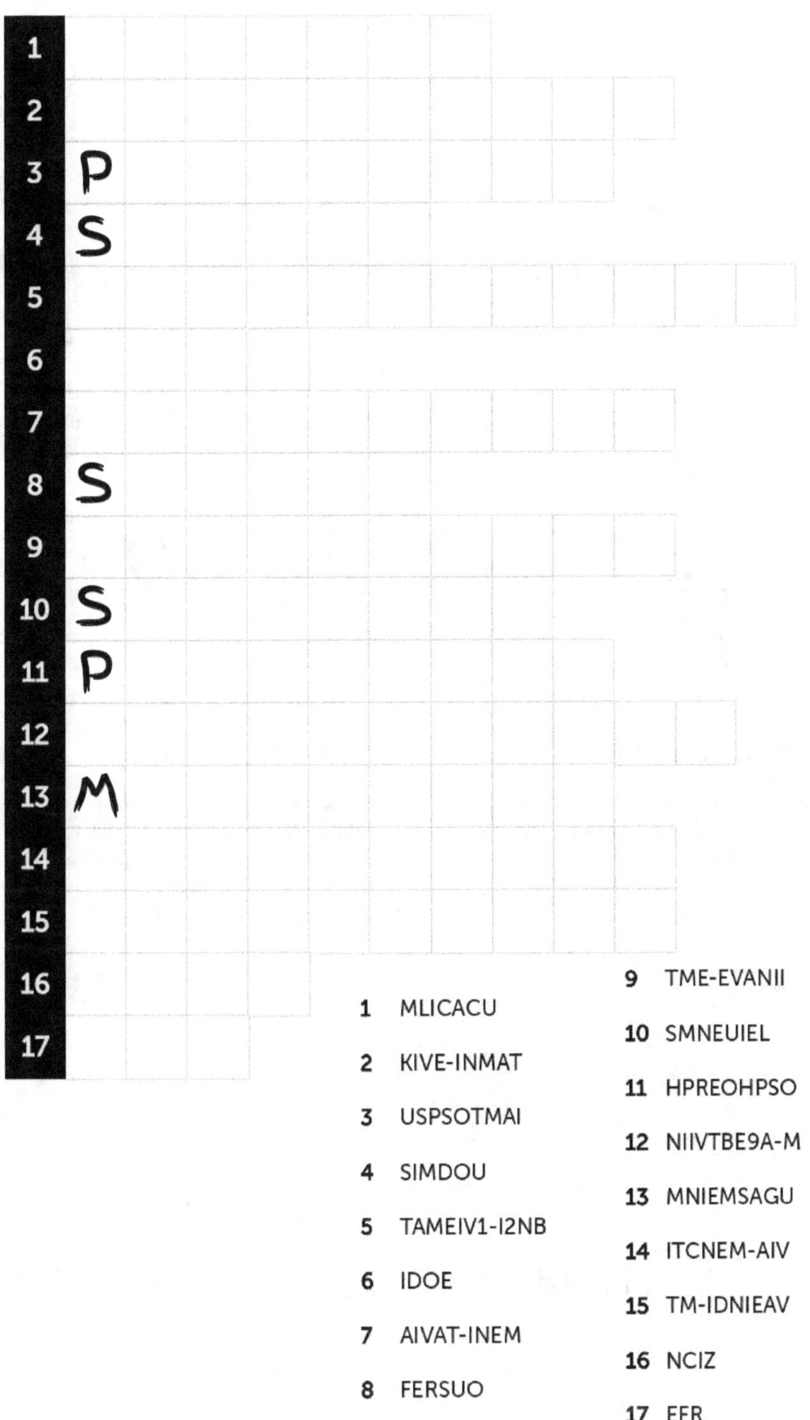

1 MLICACU

2 KIVE-INMAT

3 USPSOTMAI

4 SIMDOU

5 TAMEIV1-I2NB

6 IDOE

7 AIVAT-INEM

8 FERSUO

9 TME-EVANII

10 SMNEUIEL

11 HPREOHPSO

12 NIIVTBE9A-M

13 MNIEMSAGU

14 ITCNEM-AIV

15 TM-IDNIEAV

16 NCIZ

17 EFR

SOURCES DE NUTRIMENTS ESSENTIELS

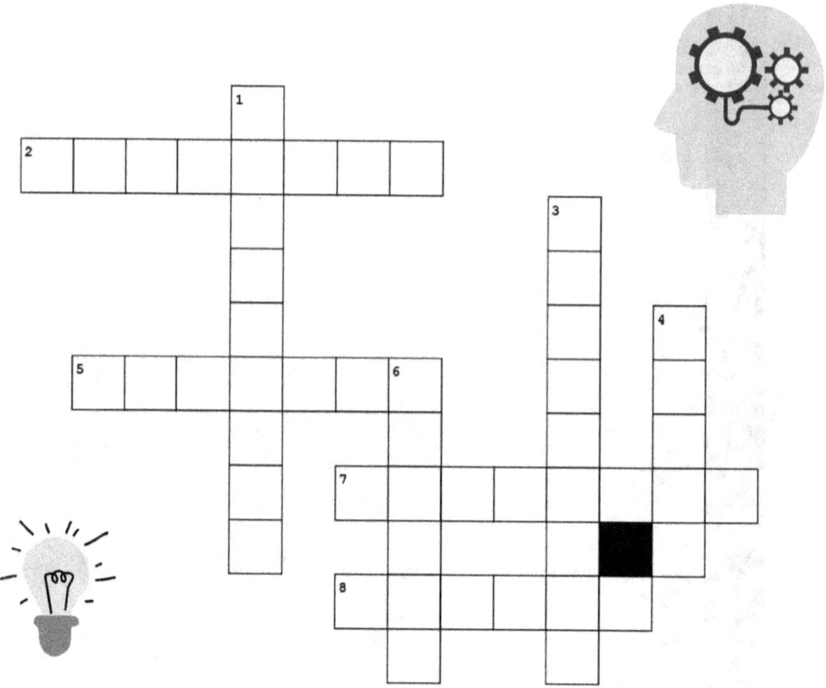

Horizontalement

2. Besoin comblé par une alimentation équilibrée
5. Aussi appelées matières grasses
7. L'unique carburant du cerveau
8. Aident à régulariser le fonctionnement des intestins

Verticalement

1. Peuvent être d'origine animale ou végétale
3. Indispensables à la vie
4. Calories qui n'apportent pas de vitamines, minéraux et fibres indispensables à l'organisme.
6. Source naturelle de Vitamine D

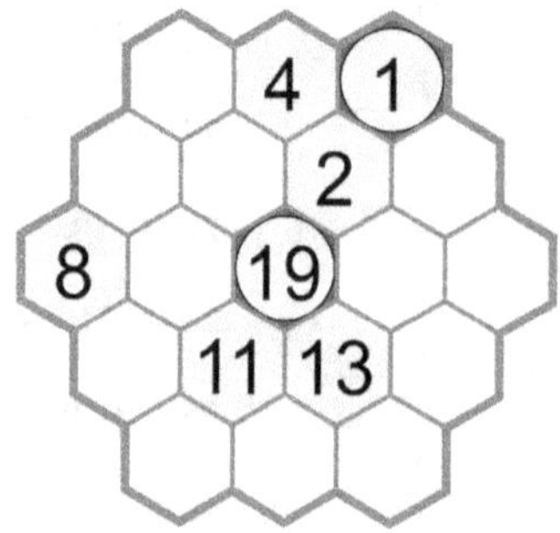

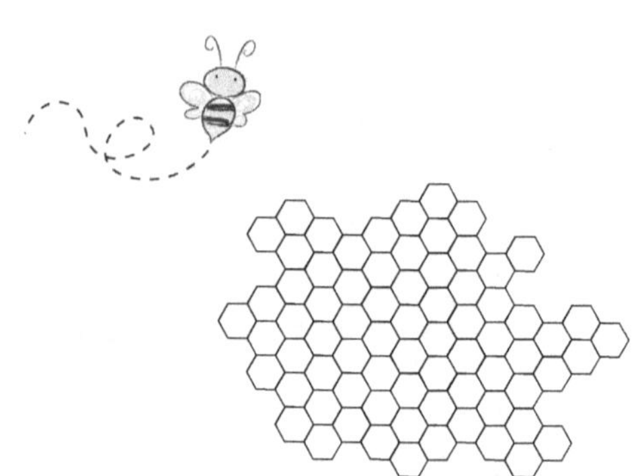

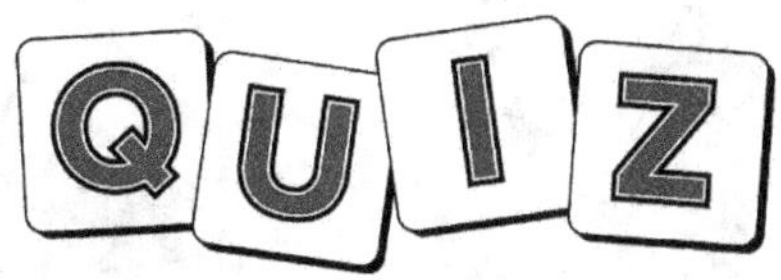

QUELLES SONT LES PROPORTIONS À RESPECTER POUR UN REPAS ÉQUILIBRÉ ?

a) Glucides : 50 - 55% ; Lipides : 35 - 40% ; Protéines : 15%

b) Protéines : 50 - 55% ; Glucides : 35 - 40% ; Lipides : 15%

c) Protéines : 50 - 55% ; Lipides : 35 - 40% ; Glucides : 15%

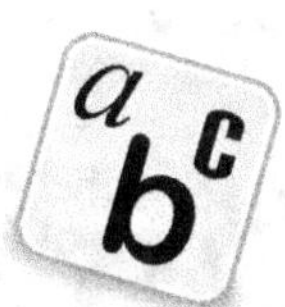

LEQUEL PARMI CES ÉLÉMENTS CONTRIBUE LE PLUS À RÉDUIRE LA FAIM ?

a) Glucides

b) Protéines

c) Lipides

d) Fibres

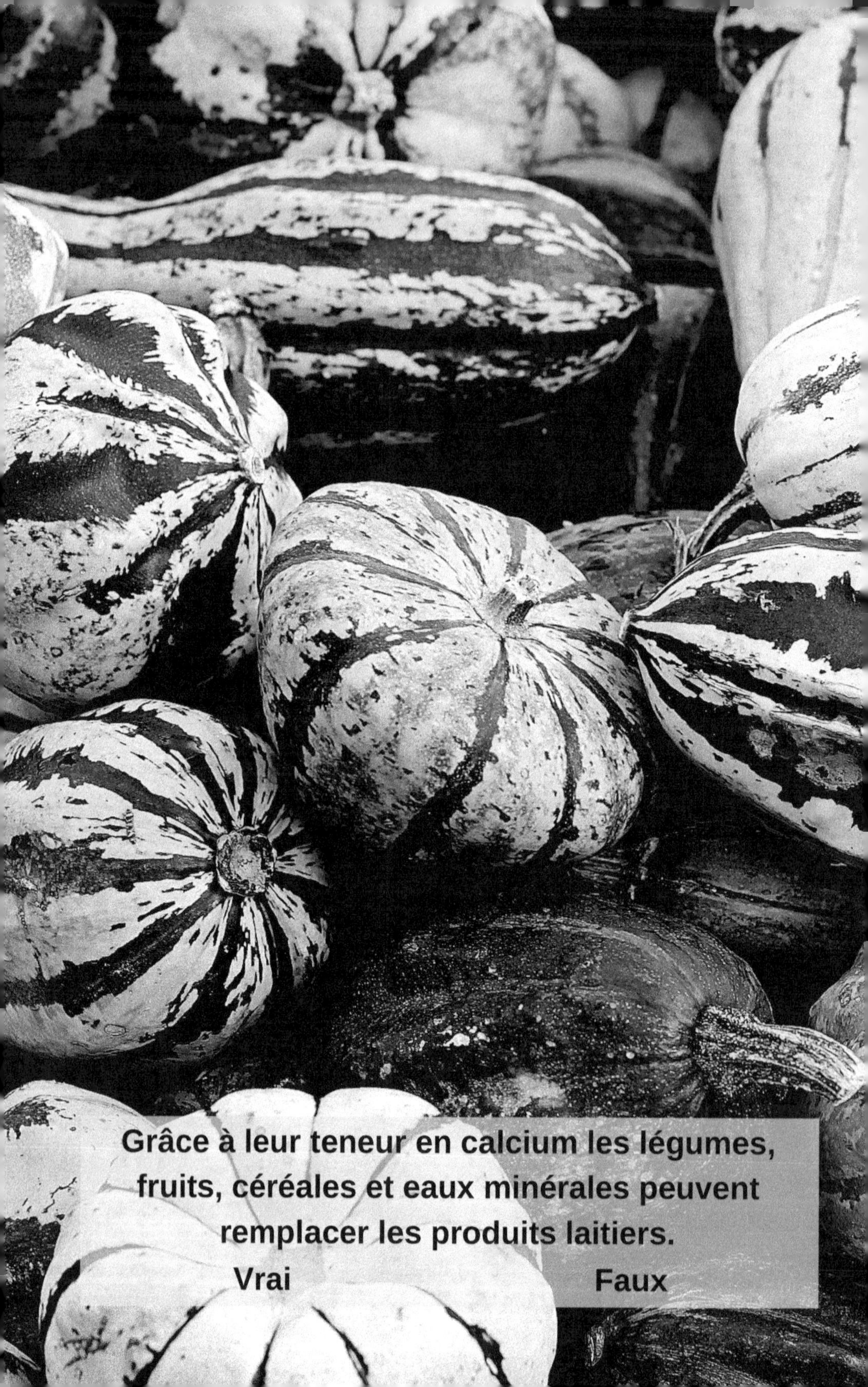

Grâce à leur teneur en calcium les légumes, fruits, céréales et eaux minérales peuvent remplacer les produits laitiers.
Vrai
Faux

LES LÉGUMINEUSES


```
N L A U R J P F L A G E O L E T W A H Z
H F L A G E O L E T S Q E N T Q X I D W
C C L O L J I E Z I Y V B V I O Q I W F
Y L K X A A S N S F R W A V L L F X H D
C D N Y L K H M I C Z M I P F Y L Q F R
M A Q D U T R Q N I E B E S R X A M J U
U X O G W P X O N U G G R B Z S A T S S
I L H L R C A C A H U E T E X U J O N E
R U V V Y D G L I G F S E W X Q O C M L
A Z Z N K F O C N T H Z O L B A S I W L
O E X M B I V I K V Z X B G Z V O R O I
K R F E V E V E S C E S L G K W Y A N T
I N R P B O P M D U H R Z V E B V H M N
E E I G W Y J B J E S G L V A P Q H K E
R M Y F W M A U M D Q U R X H L S D Y L
Q A R A C H I D E E H L U H Y U E A K R
A Z O U K J B H O X N Z J T P P U M Y T
K S P K U B N A A M C W Y N X I L I W B
N E G T Z F X X V Q C Y B T T N O G F J
T F B U B E B Y A R M Z G I F S I N C R
```

ARACHIDE	CACAHUETE	FEVE	FLAGEOLET	HARICOT
LENTILLES	POIS	SOJA	FLAGEOLETS	LUPINS
NIEBES	VESCES	LUZERNE		

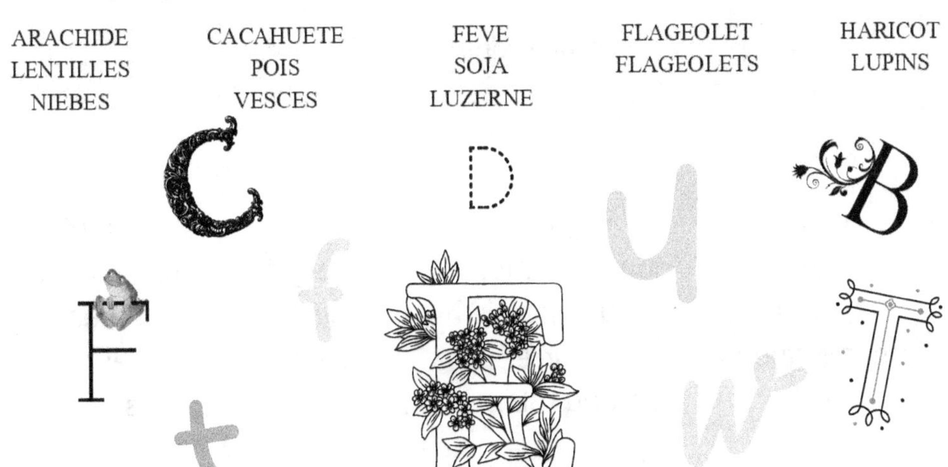

LA PYRAMIDE ALIMENTAIRE : CLASSIFICATION DES ALIMENTS

Classez chaque aliment à l'étage de la pyramide alimentaire qui lui correspond.

Sucreries, snacks salés & alcool

Huiles, matières grasses & fruits à coque

Produits laitiers, viande, poisson, œufs & tofu

Produits céréaliers, pommes de terre & légumineuses

Légumes & fruits

Les boissons

farine	oignon	sucre	poulet
café	pomme de terre	aubergine	fruits à coque
crevette	eau minérale	quinoa	pâtes
champignons	beurre	chocolat	œufs
lait	eau du robinet	vin	soya

UNE DIVERSITÉ DE RÔLES ET DE SOURCES

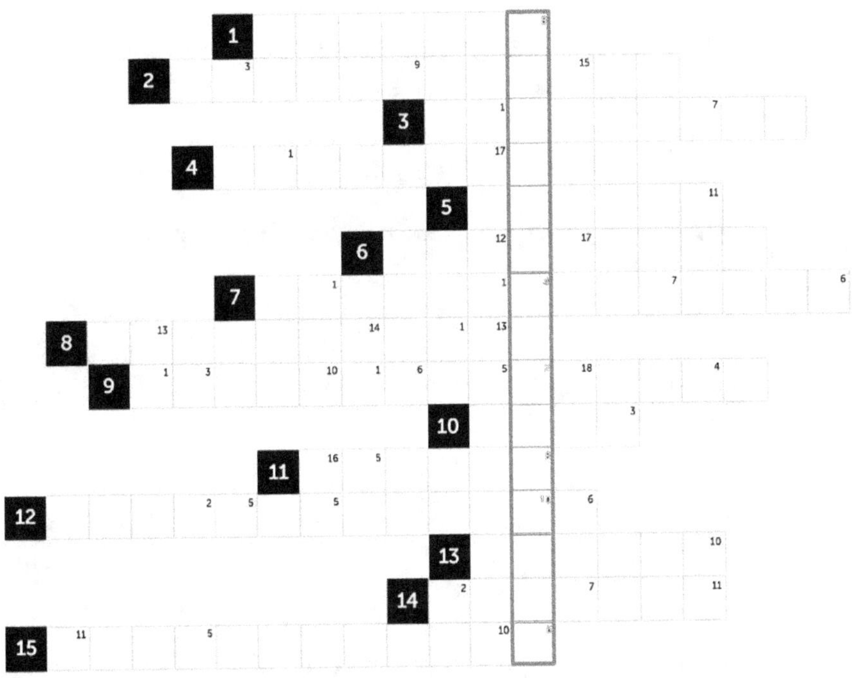

1. Provient avant tout des produits laitiers
2. Aussi appelée Vitamine B9 (Deux mots)
3. Favorisent la synthèse de la Vitamine K
4. Aussi appelée Vitamine D
5. Source de Vitamine D
6. Recommandé lorsqu'on est fatigué ou stressé
7. Molécules qui représentent une des causes essentielles de notre vieillissement
8. Principal rôle joué par la Vitamine E
9. Aussi appelée Vitamine C (deux mots)
10. Un minéral clé pour lutter contre les infections
11. En excès, il favorise l'hypertension artérielle
12. Vitamines solubles dans l'eau
13. Peut-être une conséquence de la carence en Vitamine B12
14. Aussi appelée Vitamine A
15. Vitamines stockées dans les tissus adipeux

MOTS COUPÉS

Jeu de réflexion : retrouvez toutes les combinaisons possibles de mots de 2 syllabes

BOU	CHO	CRE	DRE
FRI	LIN	LOT	MER
MOU	PAL	PER	PLU
POM	PON	SAN	TON

LES PRODUITS SUCRÉS

DIRECTION DES MOTS → ↑ ← ↓

```
U I S G D U V M Q A L L E T U N A Y A L
D X Y N E L Z O D D K D L O K P E D B C
Q S X C R T J X X D H K G A G C P M N Q
D B F L E E G E F B C Q G C G L N B P A
E V X D M U F N V F W L V A U I E R R C
D G N V O W X M R B C H Y C I G D R A B
M U H M L N R G L X G L Y S M W M C L I
Z Y D Q E G V Z S X L E F W A Q Z Y I O
X Z S C Q E E Z G X U I X V U S I A N F
D W P X K L R E B S C M Y P V M U F Y V
K A E I J A G J R P O N G C E O J L Y T
X C C V M T E Y F B S E S P B X L V F E
X H U T T I O O Z X E T U R S M A R W M
S W L V L N I Z I X I G C V B Y G B R D
I H O O J E S B U L D C R Y W G C Q E S
I B O F O D E J P T D M E G R L S V C A
E L S R K E V A G A O L F E J V J X F T
G B B R K D I Z G C H O C O L A T G K F
H M E J C B Z D C A S S O N A D E L S B
L A G K V W W E D C K V J L T L E U K I
```

AGAVE	CACAO	CHOCOLAT	CASSONADE	GELATINE
GLUCOSE	MIEL	GUIMAUVE	NUTELLA	VERGEOISE
PRALIN	SPECULOOS	SUCRE		

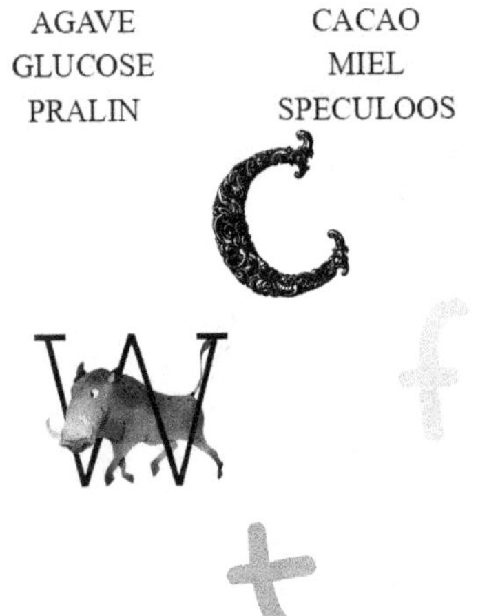

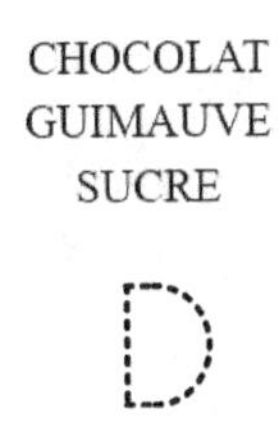

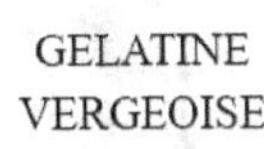

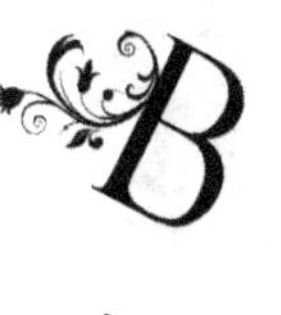

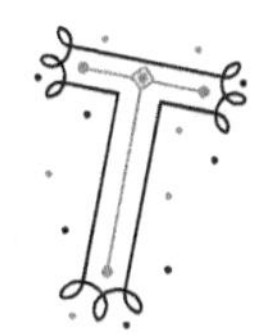

LES MATIÈRES GRASSES

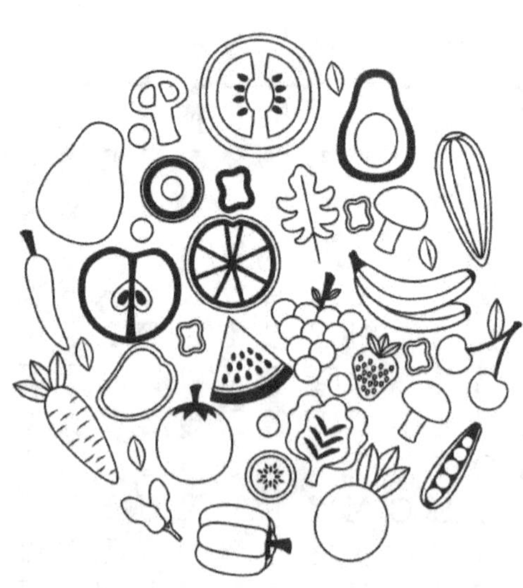

1. ERRBEU
2. EEGH
3. -HCCOLIEU-DOE
4. -LDNIH-IELEU
5. XEIUODI-HLEN-
6. ELAD-ISU-ESEHME
7. EUO'DHEIIV-LL
8. TICA-OE-DLCO
9. AGRRNAIEM
10. OSAIXDUN
11. ALEEGNITVE

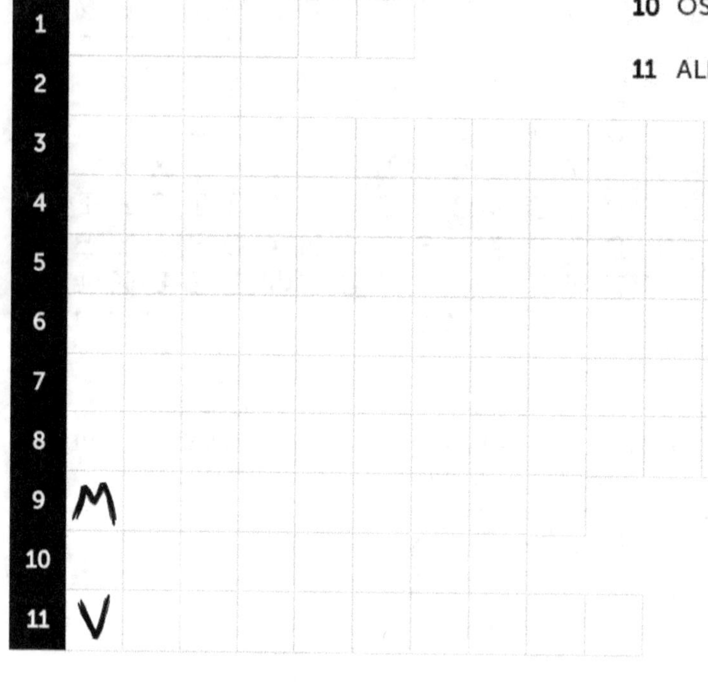

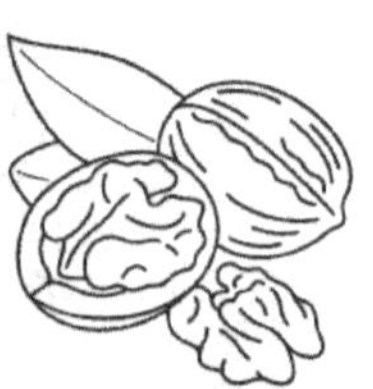

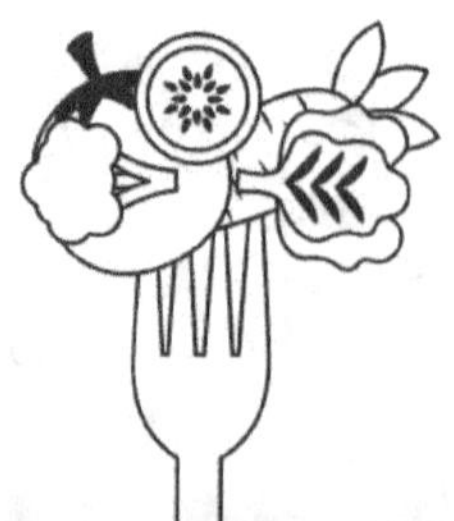

LES MINÉRAUX

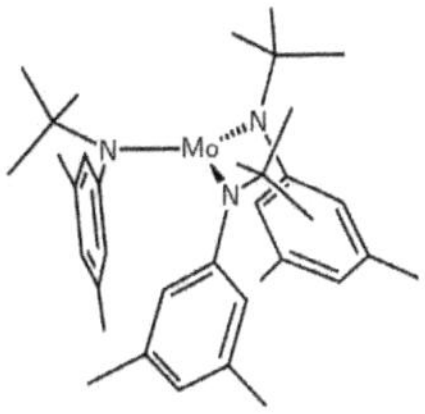

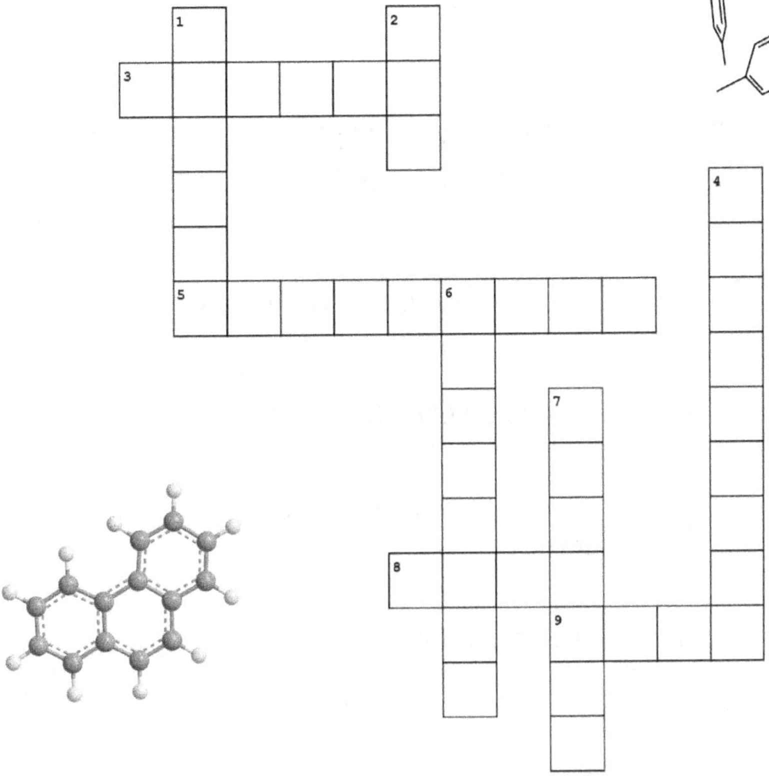

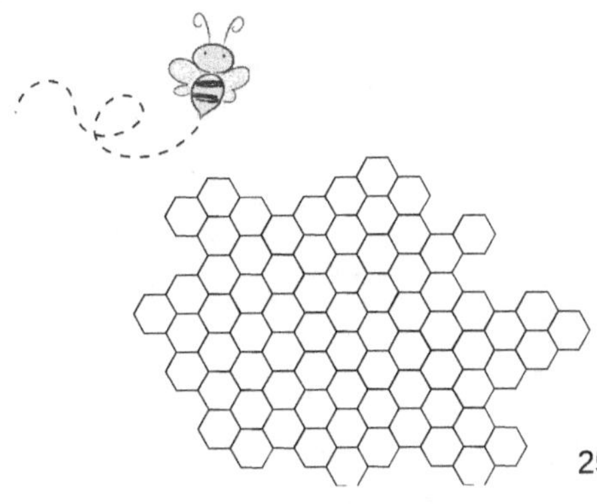

Horizontalement

3. Utile pour les cheveux, les ongles et les tissus conjonctifs

5. Utile pour la performance et la résistance lors d'un travail physique

8. Essentiel pour la croissance des cellules et l'activation des cellules immunitaires

9. Utile pour le développement physique et cérébral

Verticalement

1. Augmente la tension artérielle

2. Utile pour les globules rouges

4. Utile pour la formation des membranes cellulaires

6. Utile contre les radicaux libres

7. Utile pour la solidité des os et des dents

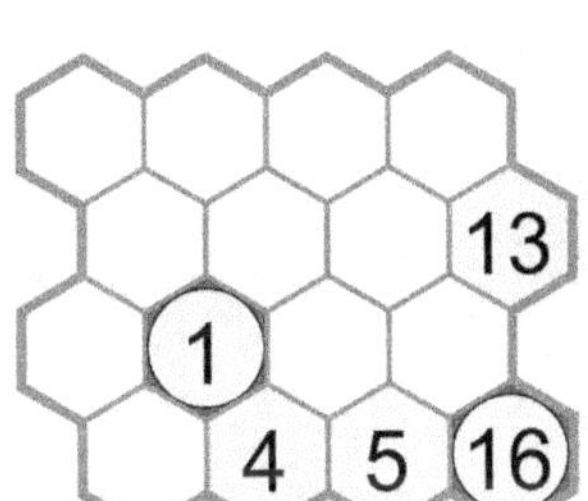

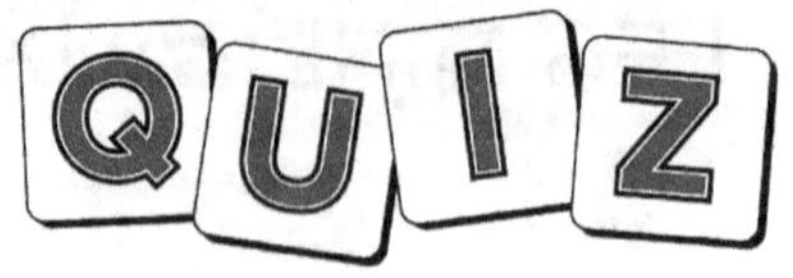

QUELLE EST LA PRINCIPALE FONCTION DES GLUCIDES ?

(a) Apportent de l'énergie au cerveau

(b) Procurent un effet de satiété

(c) Favorisent une bonne assimilation des vitamines

(d) Tout cela à la fois

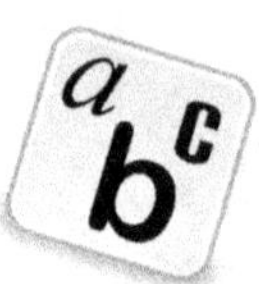

LE SACCHAROSE EST UN ... ?

(a) Glucide complexe

(b) Sucre simple

(c) Sucre double

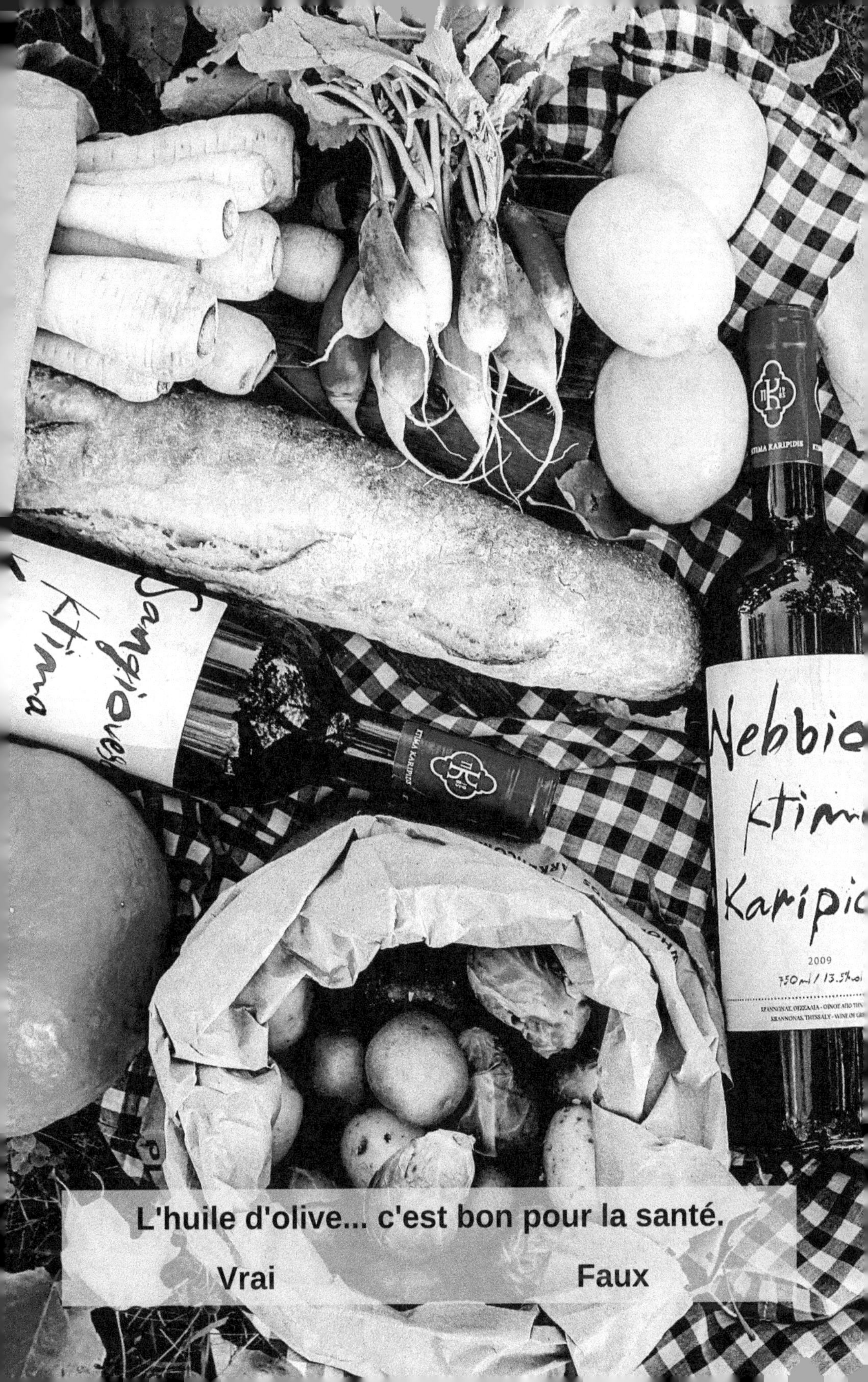
L'huile d'olive... c'est bon pour la santé.
Vrai
Faux

LES ÉPICES & CONDIMENTS

DIRECTION DES MOTS → ↑ ← ↓

```
A H V S B A K E L L E N N A C B C J J T
Z F A K S N O A R M X J C S J I B T F U
P H J F A F A Q S R P O I V R E X D P V
X T I M F T Q L Y A N Z F G B S R C F L
S A X O R M F Q W S Y W A B D G A A V
E N R V A Q X E T J I H Y J U C A R V I
E D O K N Q V J W D D X D E J J M D L L
S O P M K R L K M A S S A L A E Z A K Z
S O I U R S C H Y M M R H M C N A M M D
I R Z S M F P P C G R B L Y A A A O D A
L I J C I G X U U B P B J P C I T M D M
G Y T A E L L I N A V N P H X D A E S U
E U R D W N W N Q G B Y A I E A R C N C
R D V E W Q M S U G X J P X W B R H I R
B A R P Y C Z B I U B Y R P L N A I M U
U X C K T E T P U P X H I O R F N L U C
J T B J D L L V E J D N K M F Q I I C X
X K N U V X B C K F E C A D U W S C D K
N C D Q X C W P D B L E A Y N Y R R U C
X D L M K H X H B V I U T B B P F K I F
```

ANIS	BADIANE	CANNELLE	CARDAMOME	CARVI
CHILI	CUMIN	CURCUMA	CURRY	MASSALA
MUSCADE	PAPRIKA	POIVRE	REGLISSE	SAFRAN
TANDOORI	VANILLE	ZAATAR		

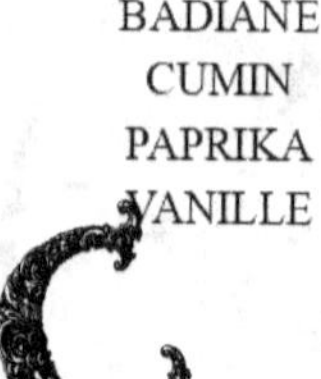
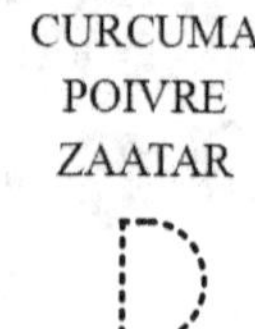
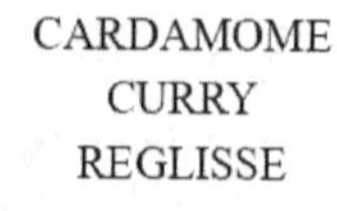
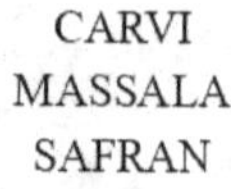
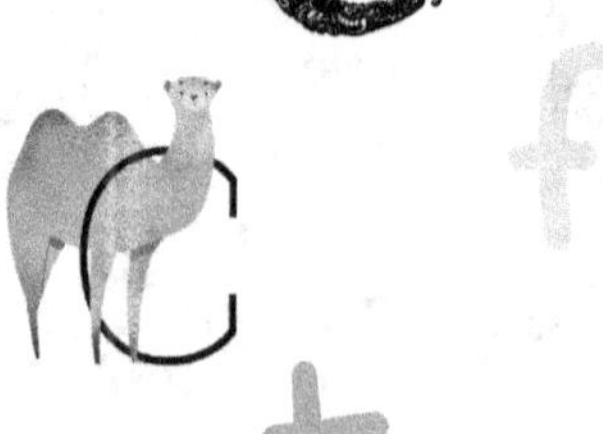
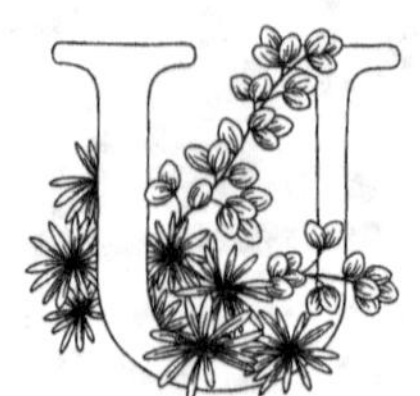
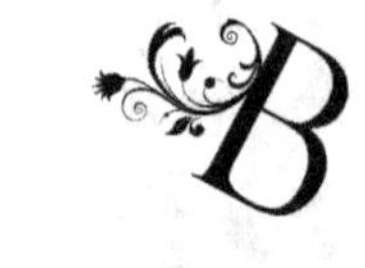
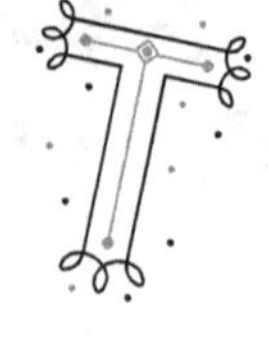

DÉCORTIQUER UN MENU

Classez chaque aliment de ce menu dans la catégorie alimentaire qui lui correspond.

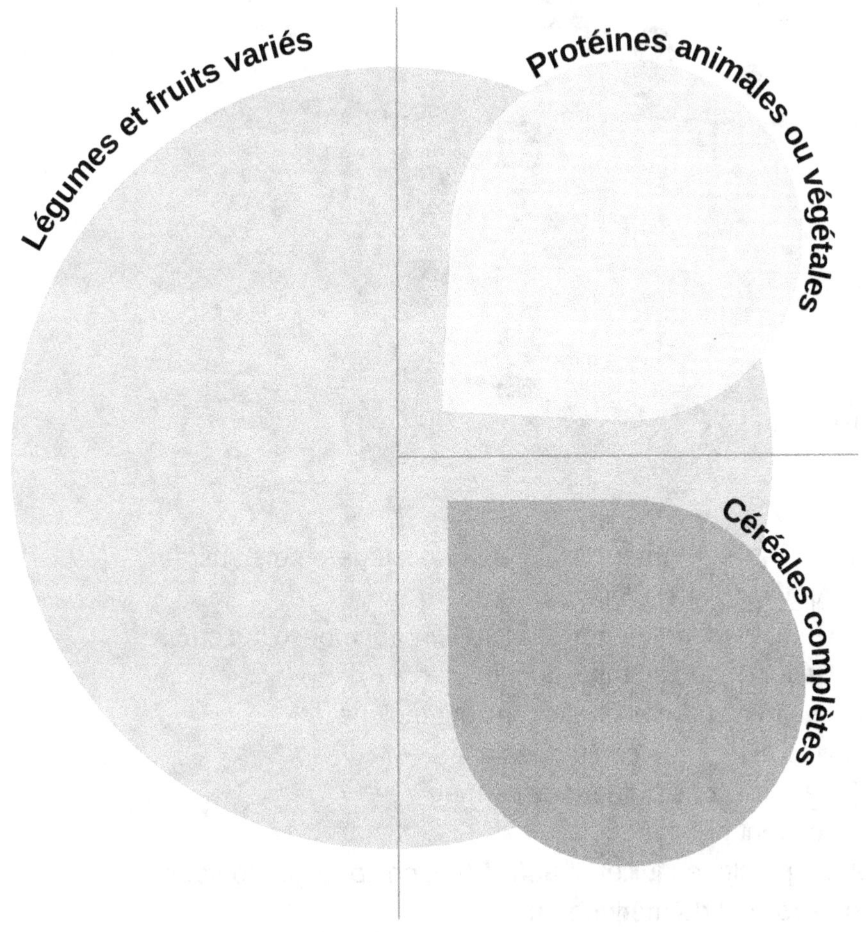

Pizza aux champignons, jambon et maïs
+ Salade d'agrumes

Champignons	Ail
Farine	Maïs
Mozzarella	Jambon
Tomates	Salade d'agrumes

LES FRUITS ROUGES

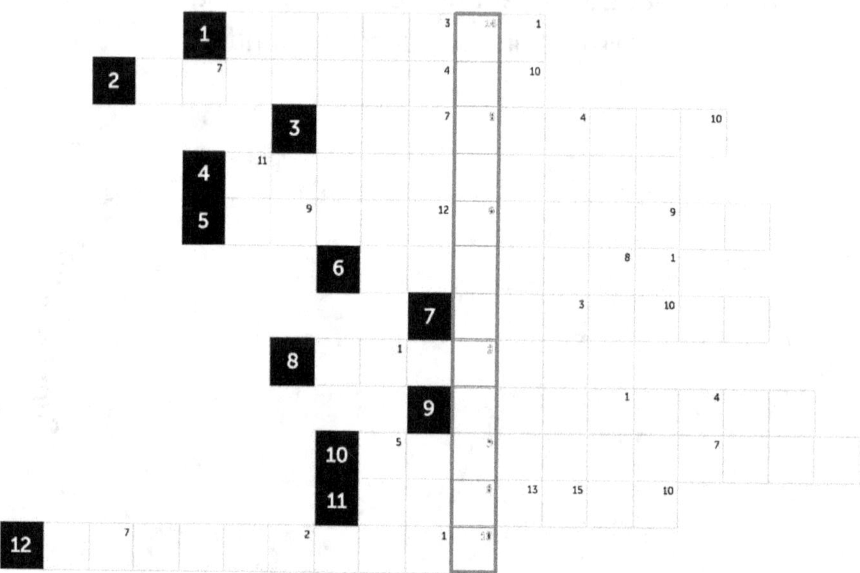

1. Parfois légèrement acide et parfois légèrement sucrée
2. Appelées aussi "épine noire"
3. Un arbrisseau de terre de bruyère qui a besoin d'ombre
4. Délicatesses au mois de juin
5. Les fruits rouges en sont les champions
6. Une cerise pas comme les autres
7. Le fruit rouge primeur de l'année
8. Arrivent en mai
9. Se récolte en juillet et août plutôt en zone de montagne
10. Provient d'Amérique du Nord
11. Riches en vitamine A, B et C, en fibres, en calcium, en sodium et en fer
12. Fruits acides qui se mangent assez peu crus

MOTS COUPÉS

Jeu de réflexion : retrouvez toutes les combinaisons possibles de mots de 2 syllabes

CER	COU	DRE	EPI
FON	GEN	LER	PEE
PIN	PIS	PON	POU
SAU	TER	TES	TIL

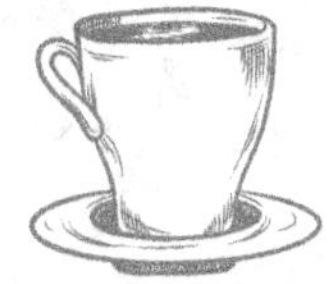

LES PRODUITS LAITIERS


```
J W R L S Q M X D P F N V M H W I Q E Q
X V G A Z T J V J M T F P W Q O M I B L
T T I J C C Y G L M R F A A V F P S M J
U E P S M C O H U S U N Z K N I Z O A L
F W U L F B M Q X Q O X T A H F W Y R C
R I X A E T S G K A A B I N E C O J O S
C C X R G P U V G Y Y O A Q P G D U I G
A U O W E R R U E B A B L Q O U V Y L R
N G S J Y I U B A W F L Y V I A N E L E
C N D X V R V R M X L K D E S V R W E B
O F X U V T A H T I V G M K S U N W S L
I D E S I K P K V Q M Q L J E Q H Q Y O
L I E W K Z G P A F V R V L S S O R S C
L D N G N R S T T G O R G O N Z O L A H
O L M C R E M E E M O Z Z A R E L L A O
T A I M C A H H F A E M C C P I J Q Q N
T T Q L Z Z O F F E B V Z I Q N R H G P
E N Q U X B E S Q E L A T N E M M E S M
F A L T J M E U V E Y F J Q Y L K Q H F
K C X D R E S W K U J S O T I E X Q U G
```

BABEURRE	CREME	LAIT	CANCOILLOTTE	CANTAL
EMMENTAL	EPOISSES	FETA	GORGONZOLA	MAROILLES
MOZZARELLA	REBLOCHON	YAOURT		

SOURCES DE GLUCIDES

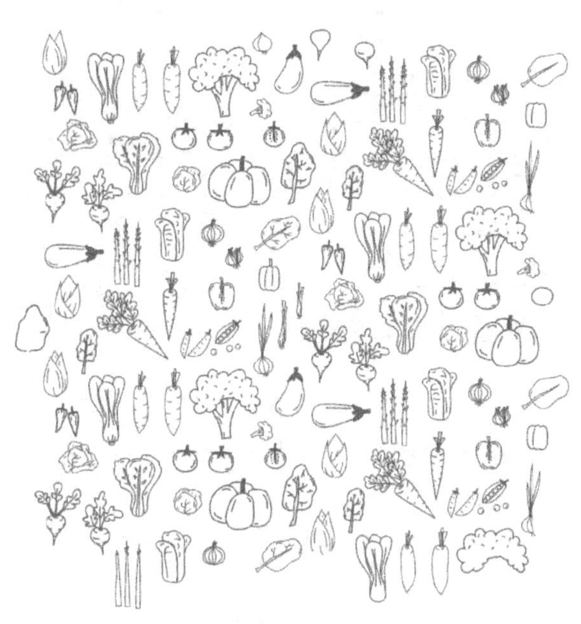

1. LMEUEEUSSNIG
2. EFSRIURIASV-T
3. FSEELTCNU
4. OISRSP
5. SUOEICRTNF
6. RESSCU
7. ELUMGSE
8. FSNCREESIIO
9. STIEPISRSAE
10. ESISSC-RONSUOEBS
11. EABUS-BCSQ
12. AUITLREERRDC-PSIEOS
13. U-BETTLIS-TSTTAIUS

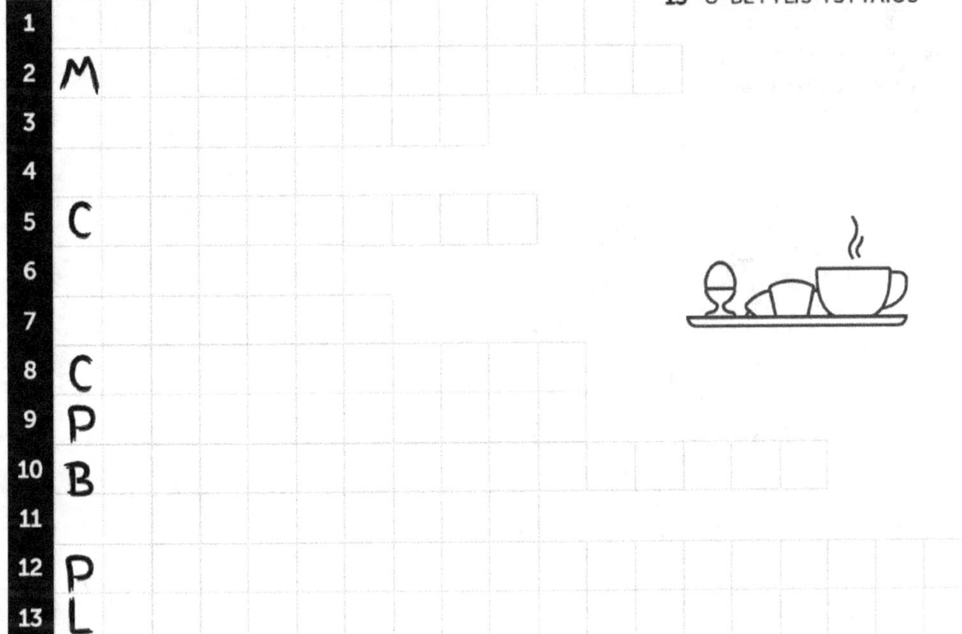

LES FRUITS ET LES PLANTES

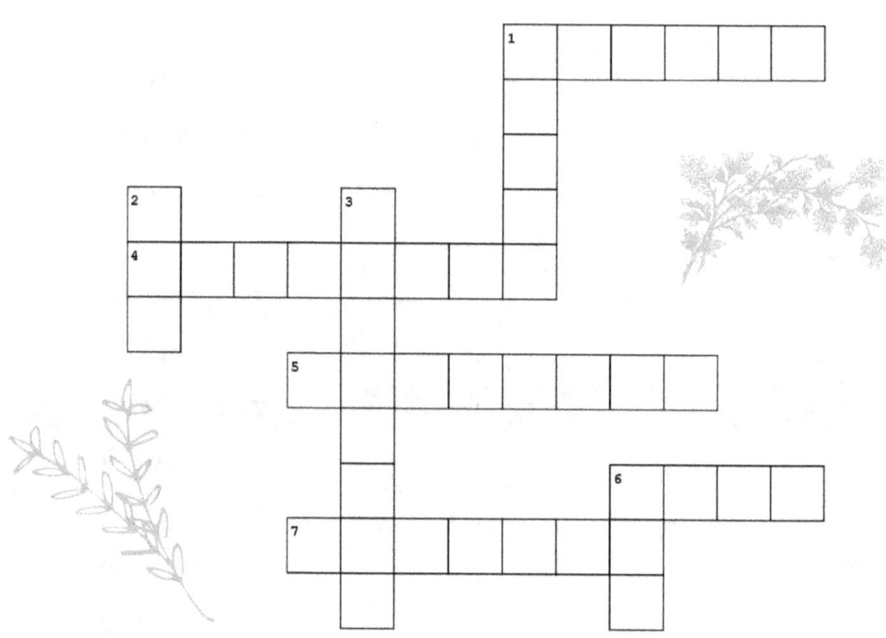

Horizontalement

1. Fruit du marronnier
4. Herbe aromatique
5. Plantes potagères
6. Sorte de petites pommes
7. Coulis d'ail finement pilé avec de l'huile d'olive

Verticalement

1. Fruit juteux et sucré
2. Chlorure de sodium, employé comme assaisonnement
3. Nom de plusieurs plantes dont on mange la racine
6. Oignon d'une odeur très forte

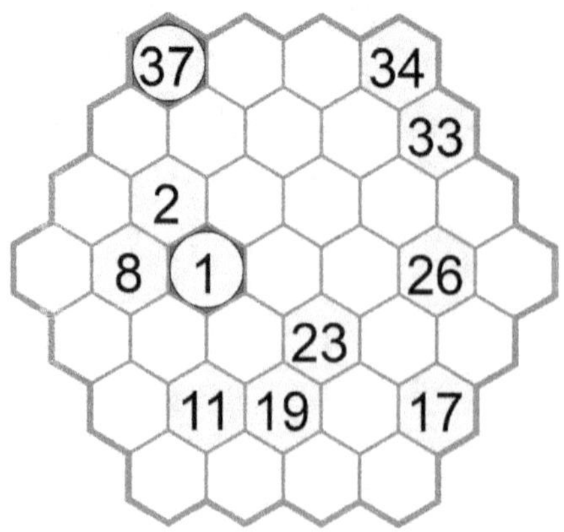

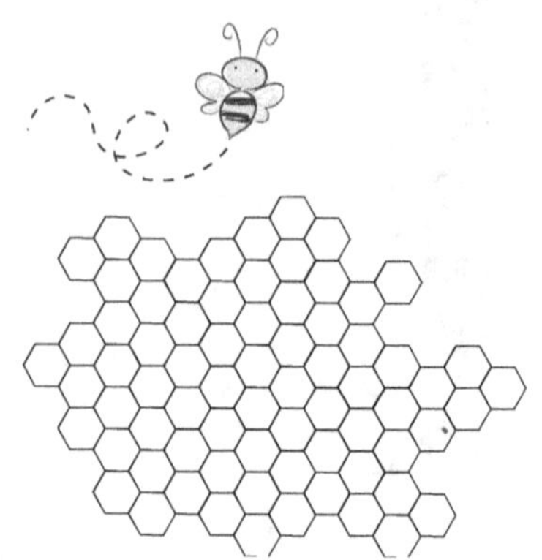

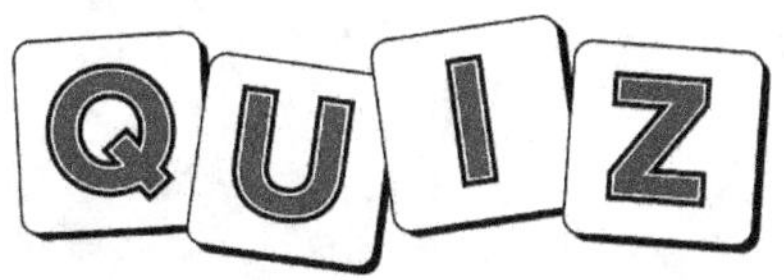

Excellents pour le cœur et le cerveau, les oméga-3 sont des acides gras essentiels à notre organisme.

DANS QUELS ALIMENTS TROUVE-T-ON DES OMÉGA-3 ?

a) Poissons-huiles végétales - certaines noix

b) Produits laitiers et certains légumes

c) Viandes et légumineuses

d) Tout cela à la fois

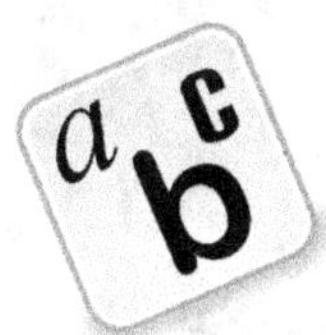

QUELS SONT LES VERTUS DES OMÉGA-3 ?

a) Augmentent le bon cholestérol

b) Évitent la formation de caillots dans le sang

c) Protègent les vaisseaux sanguins

d) Tout cela à la fois

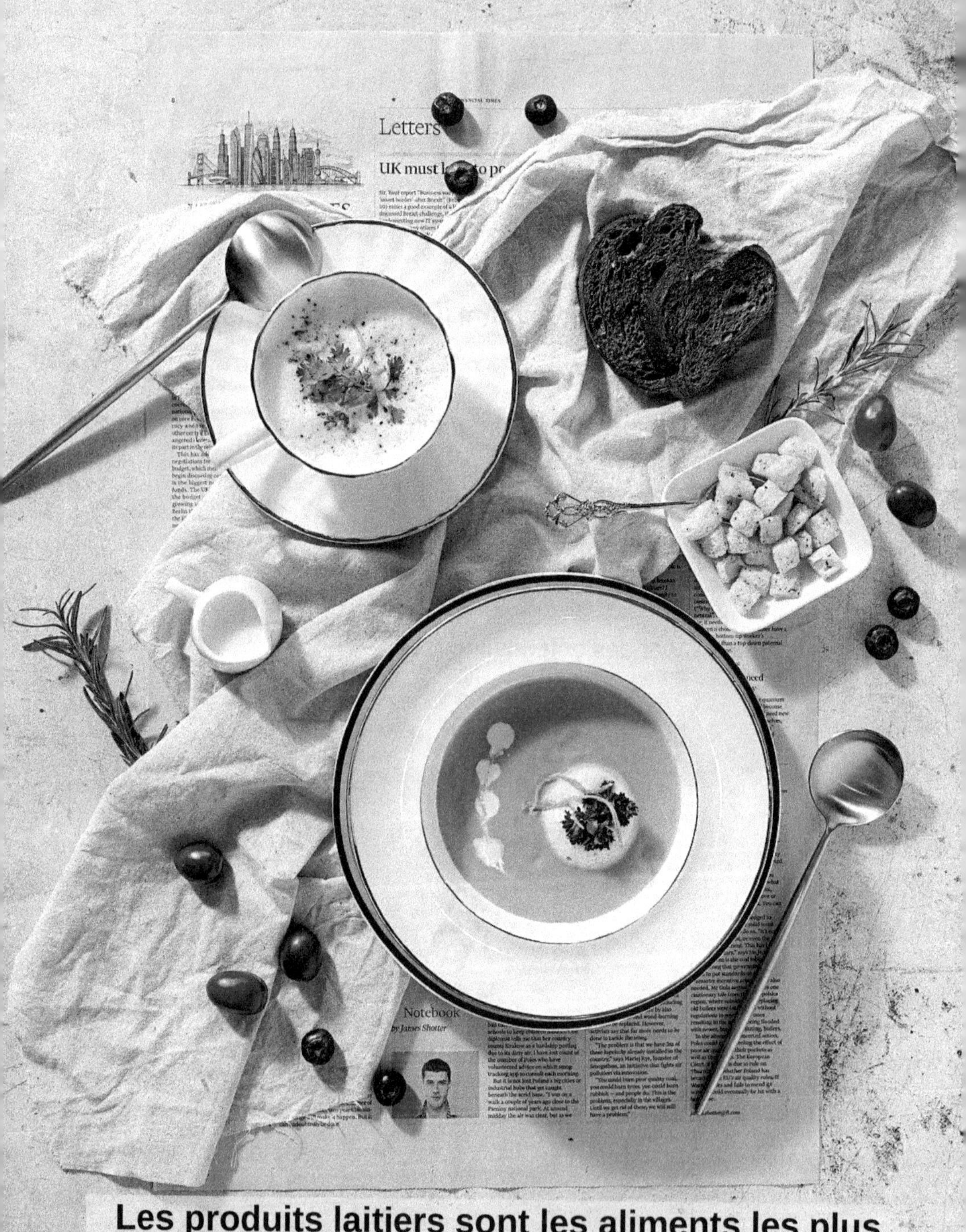

Les produits laitiers sont les aliments les plus riches en calcium.
Vrai
Faux

LES POISSONS


```
F E F P L I E W X T E A A D B T I E B I
N Y I W U B S N U J B R O C H E T U Y H
P E R C H E A M A X H M E R L U T V S L
W J Z Q A H F L C E S P A D O N F P E E
F W Y R Q J M K S J S J B A R B U E U U
L O T T E M E F V V M O T M Q O D E A R
P A E Y M E A A N G U I L L E D O X E O
Y N O Z H R J R T H O N Q E C U R N R M
W S G Z L L Z V J A Q S N Z R A A T E W
D S C R W A A S E A O I I C K L D E U M
K K A I E N J T D E Q O L A P L E S Q E
R N K U J N B S U D F H O R O I Z S A E
E R O Q M O A A G S L C C P F B Q A M D
A E X F K O X D C M K N M E J A B C T N
T Y I Q V Y N K I H T A Q O K C R S R A
P E R N X X K D M E A U O X Y U K A U M
Y Y T A S A N D R E R R R N D W P R I I
Z R S B I A F C S A J E E B Z N M Z T L
G A A I E E S A R D I N E N O M G Q E P
A B R O U S S E T T E R C N G T V H K V
```

ANCHOIS	ANGUILLE	BAR	BARBUE	BROCHET
CABILLAUD	CARPE	COLIN	DORADE	ESPADON
GRENADIER	HARENG	LIMANDE	LOTTE	MAQUEREAU
MERLAN	MORUE	MERLU	PERCHE	PLIE
RAIE	RASCASSE	ROUSSETTE	SANDRE	SARDINE
SAUMON	SOLE	THON	TRUITE	TURBOT

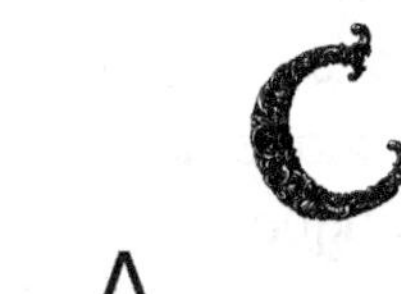
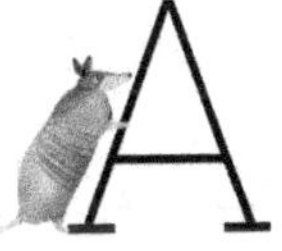
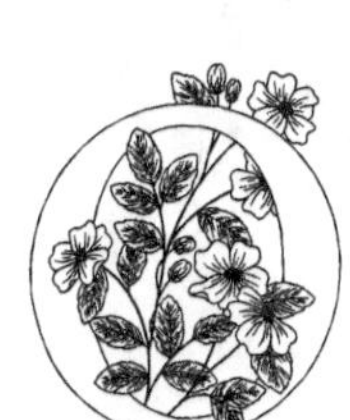
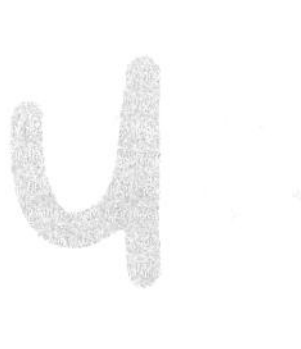
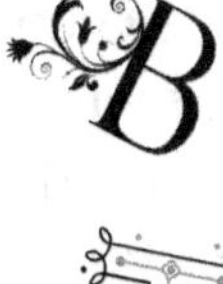
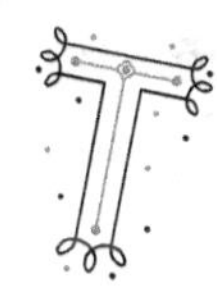

COMPOSER UN REPAS ÉQUILIBRÉ

Composez l'assiette optimale pour votre petit-déjeuner en utilisant la liste d'ingrédients en bas de la page

1 produit céréalier
1 produit laitier (yaourt, fromage blanc)
1 boisson
1 fruit / légume (frais, pressé, en composte)

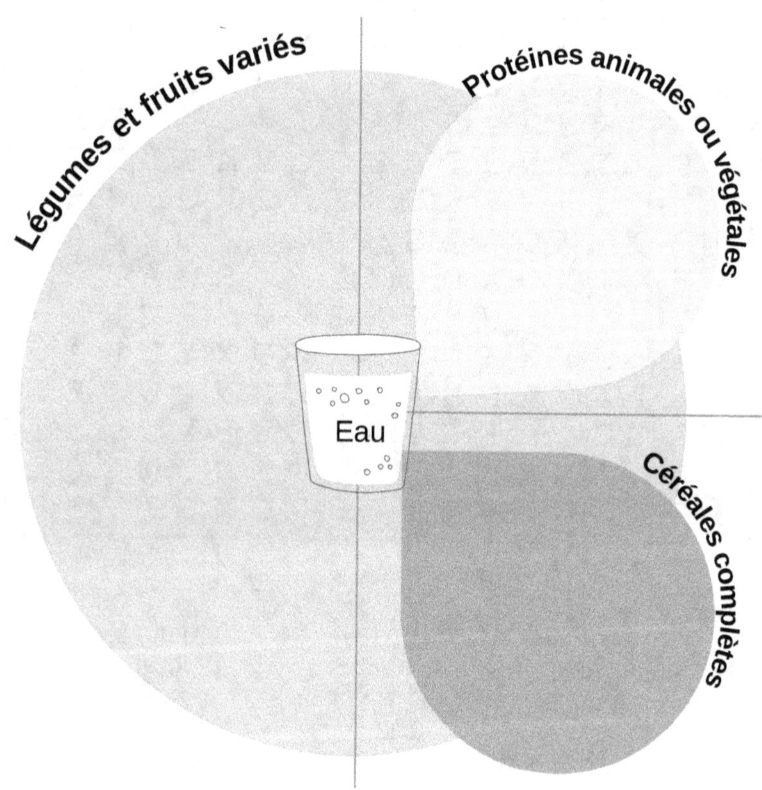

- Fromage blanc à la banane et à la noix de coco
- Yaourt au muesli et à la pomme
- Riz au lait d'amandes
- Café
- Jus orange
- Thé

- Œufs Bénédicte
- Porridge bacon et œuf
- Omelette à la feta et au cresson
- Œuf à la coque
- Smoothie
- Toasts d'avocat
- Tartines au fromage frais et saumon

UNE ALIMENTATION DURABLE

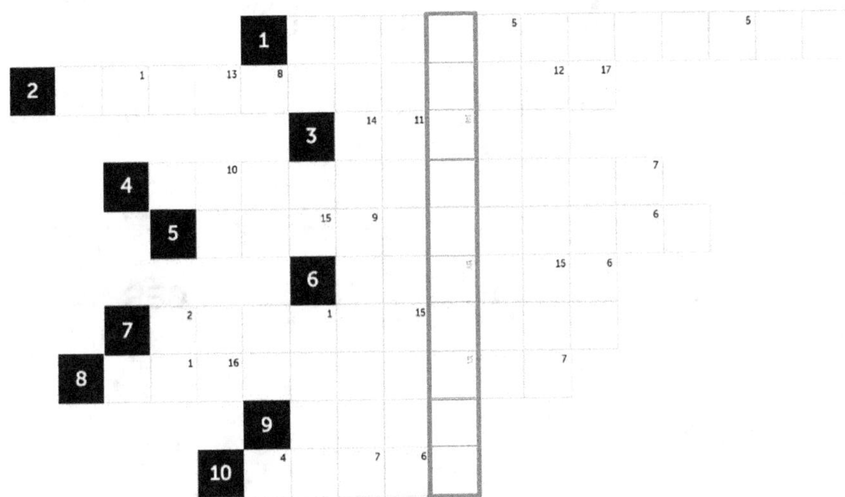

1. Plus de diversité dans les cultures

2. L'un des facteurs clés de la transition alimentaire durable en France

3. Moins de déforestation

4. Régime alimentaire qui vise à consommer moins de poisson et de viande rouge, sans y renoncer totalement

5. L'innovation des produits, la transparence, la rémunération juste des producteurs, la sensibilisation des consommateurs et la ... sont des enjeux importantes de la transition alimentaire

6. Moins d'engrais azotés grâce à leur capacité naturelle à fixer l'azote

7. Régime alimentaire qui exclut tous les produits d'origine animale

8. Régime alimentaire qui exclut la plupart des aliments riches en protéines animales

9. Moins chères que la viande non préparée

10. Hautes qualités nutritives

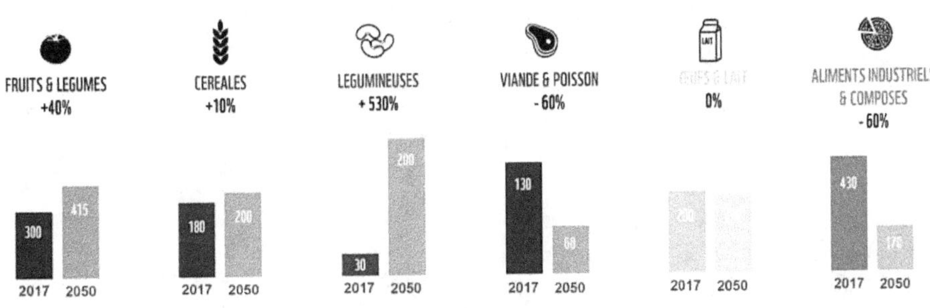

FIGURE 3 : EVOLUTION DU REGIME ALIMENTAIRE MOYEN (g/pers/j) D'AUJOURD'HUI A 2050

Source : wwf.fr

MOTS COUPÉS

Jeu de réflexion : retrouvez toutes les combinaisons possibles de mots de 2 syllabes

BER	BRE	CEE	CER
EPU	GER	GLA	ISE
LAN	MAR	MER	NER
PLA	RIN	SAU	VER

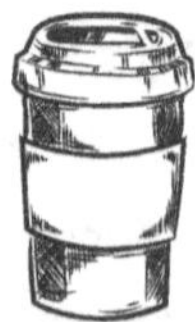

LES FRUITS DE MER


```
Y B K S N L J M N E B D G D E V I M A F
E H B C Z P I O B C Z S A Q I K Z R L S
B Z C A N Z Z O S X M E N D B H V M C B
A P W M P F Y P Y E D V G M D L T B Y M
R O O P K B W B I V R A W S P Y U N E K
C I D I I F S E S G L U E D C I P I Y F
O Z V V H G H L A Q X O T E R B M J R I
F H Q N S P E C B D P W S D J W I B Q P
T T O C E A C N M T O Z U R H Q M Z M C
O H L C B W R O A B U F O U X L I O V W
U J C A I L E T G V L R G O L U R W Z K
P O R M G Z V E K H P D N L H V U B Z Q
R M Q X O O I P S I E R A A U E S P G T
A I G Y R V S X N J Z A L P I L D M V U
I T I O N J S C A L A M A R T U R S P J
R F Z P E X E J K I X O F A R O E J M D
E J M Q A O O Y Z B H H N R E M Z J P C
S D P L U Q L Y Z Z V C Y Y G D C U L M
C H H J Y Z T T I Q O L Z H Z T P J P U
P E T T E V E R C P R A B Q P L H X J R
```

BIGORNEAU	CALAMAR	ECREVISSE	HOMARD	HUITRE
LANGOUSTE	MOULE	PALOURDE	PETONCLE	POULPE
PRAIRE	SCAMPI	SURIMI	CREVETTE	GAMBAS
CRABE				

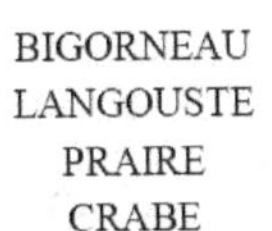
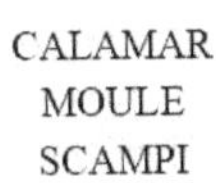
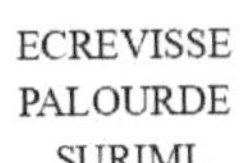
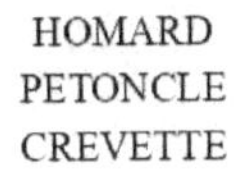
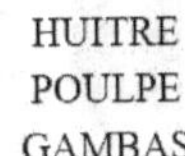
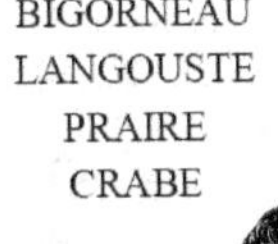
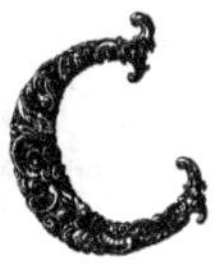
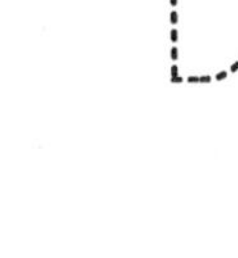
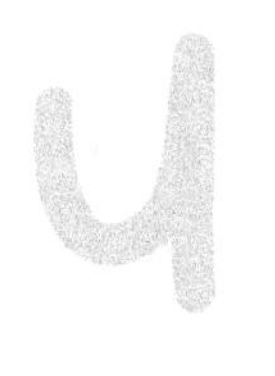
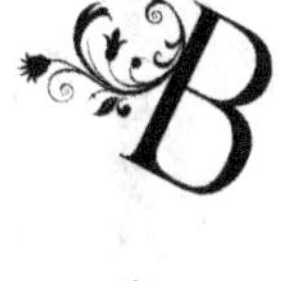
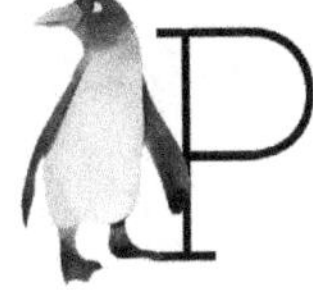
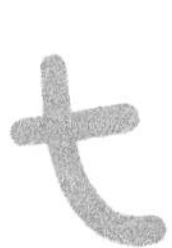

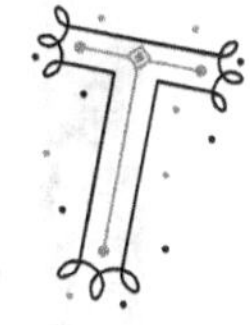

SOURCES DE PROTÉINES

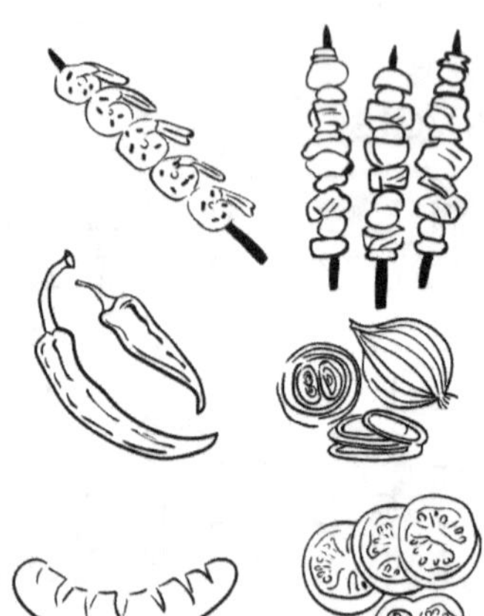

1. EFUOS
2. INDVAE
3. ILTA
4. IEIRBG
5. MGROEAF
6. SIOOSPN
7. RUTOYA
8. ASCRECTSU
9. SUULEMLQSO
10. OLSIELVAL
11. IFOS
12. PILIRNESU
13. AJSO
14. LAEEGINXOU
15. SGRAENI
16. EESENSUGMIUL

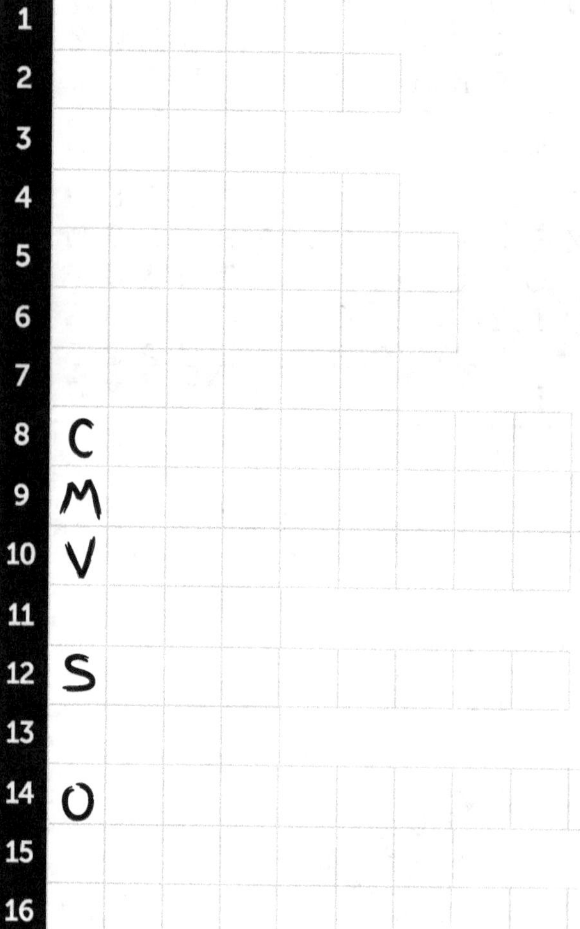

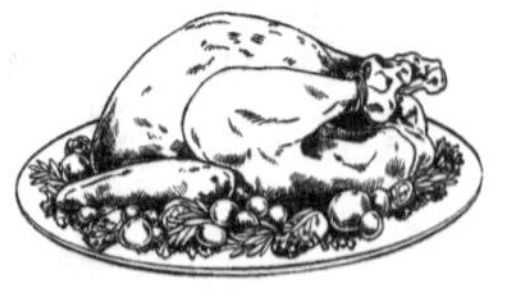

FAIRE LE PLEIN DE FRUITS

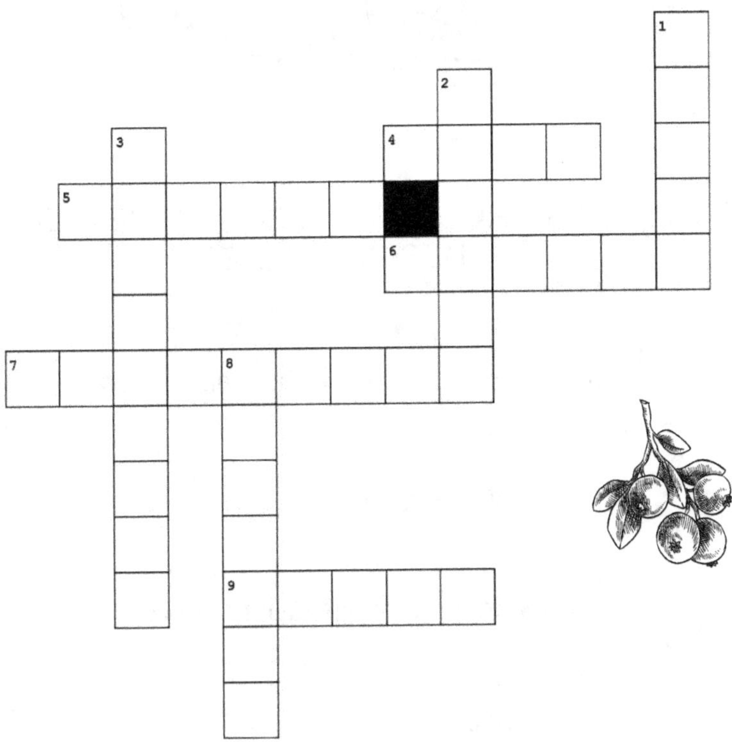

Horizontalement

4. Fruit du cocotier
5. Petit fruit tropical de couleur rose ou rouge
6. Le deuxième fruit le plus consommé par les Français
7. Sorte d'orange
9. Amande dont on fait le chocolat

Verticalement

1. Fruit rouge de l'alisier
2. Un fruit tropical au parfum musqué
3. Variété de cerise
8. Fruit à noyau dont la chair et la peau tirent sur le jaune

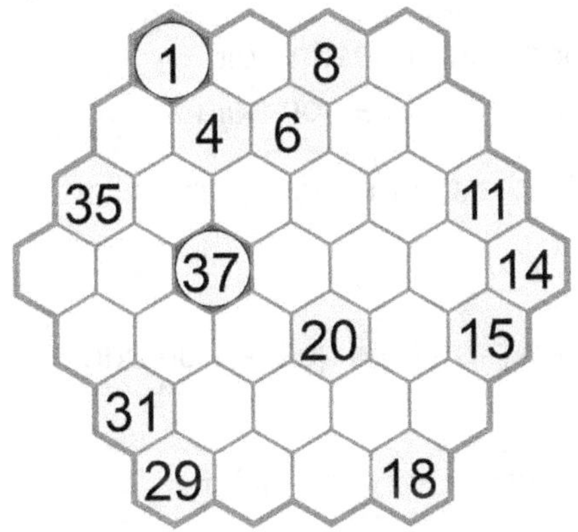

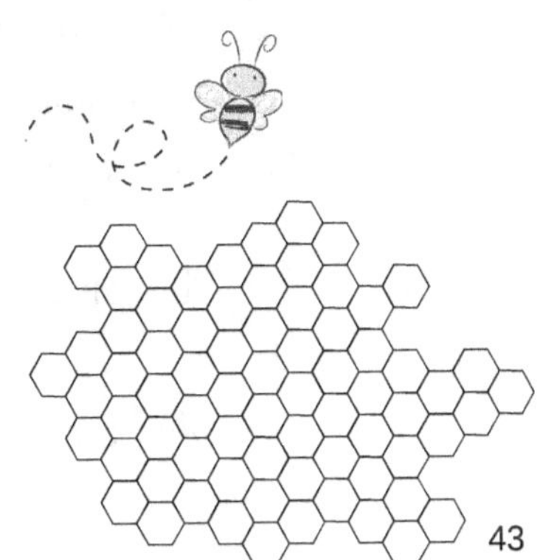

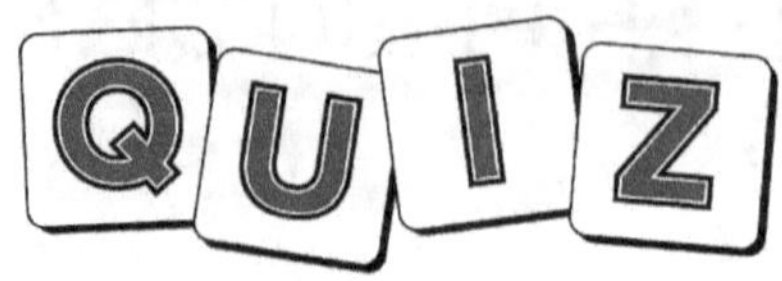

DANS QUELS GROUPES D'ALIMENTS RETROUVE-T-ON DES PROTÉINES ?

- a) Pains - céréales - pâtes alimentaires

- b) Fruits et légumes

- c) Viandes - produits laitiers - noix

- d) Tout cela à la fois

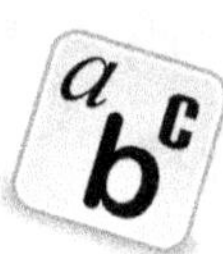

LAQUELLE DE CES AFFIRMATIONS EST FAUSSE ?

- a) La quantité de protéines que chacun doit consommer est proportionnelle à son poids

- b) Manger trop de protéines fait beaucoup travailler les reins

- c) Le lait est plus riche en protéines que le fromage

- d) Les protéines ont un fort pouvoir rassasiant

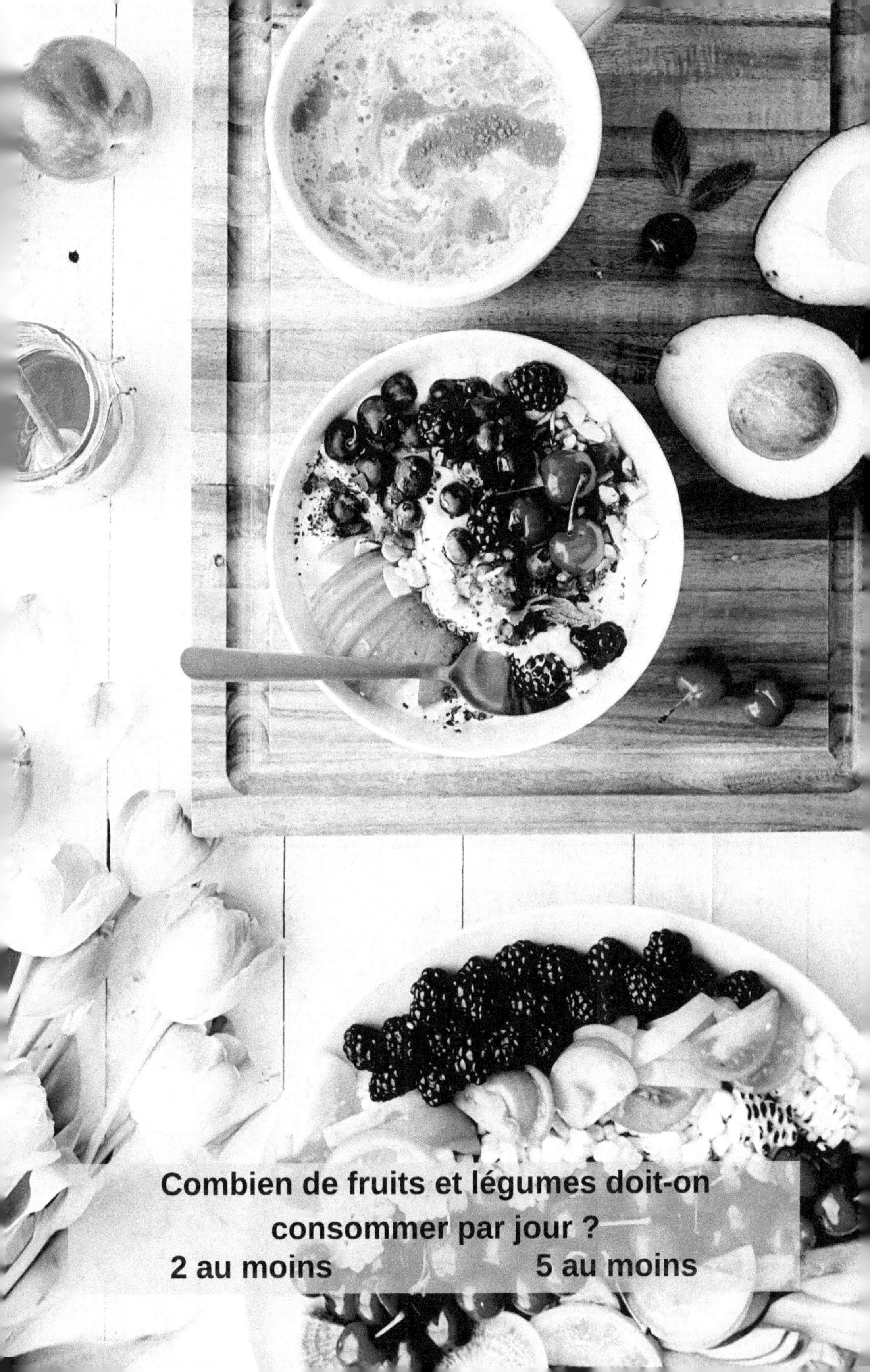

Combien de fruits et légumes doit-on consommer par jour ?
2 au moins   5 au moins

LES VIANDES


```
W A V X Y Z E C K Z Q L C Q B D E P A R
Q S P A L G A H C Y P O A K B G N K G F
N L O J N B O E V S O D B L O Y W Q N E
R J U O L J Y V F S R H A A E E N F E D
Q Q L K C Y E R X R C N T J U D I O A A
H I E I F X D E P X P S S F F Y E D U T
H G T A A H N U I L K R Y W U B O O K N
M U V B I J I I G M Q M R L B T Q K K I
S A O P S P D L E H K D N M L S M R D P
U E B D A E B K O W K C F P A E W E R I
G V E Q N U S G N X O Q Z R V D B I A C
W Y Y A S T T N C B J Z E M E J D L N J
X A A D J M F R F Y Z P F F H F P G A S
X J P G T C A L K O E J A J C F G N C B
Z M Y Q L Q Z O I N W T E S Y E O A M D
K Y R H H C G Q N V Q M O U T O N S M S
K T V L A P I N E S S A C E B I F Z L F
Q O Z P Q S R B H F Q O Y F T E S U J M
D K O Y Q S M D T G F A X X I R L M P B
C O Q U E L E T P E R D R E A U R S N U
```

ABATS	AGNEAU	BOEUF	CHEVAL	CHEVREUIL
MOUTON	SANGLIER	PORC	VEAU	CANARD
DINDE	COQUELET	BECASSE	FAISAN	LAPIN
PIGEON	POULET	PINTADE	PERDREAU	OIE

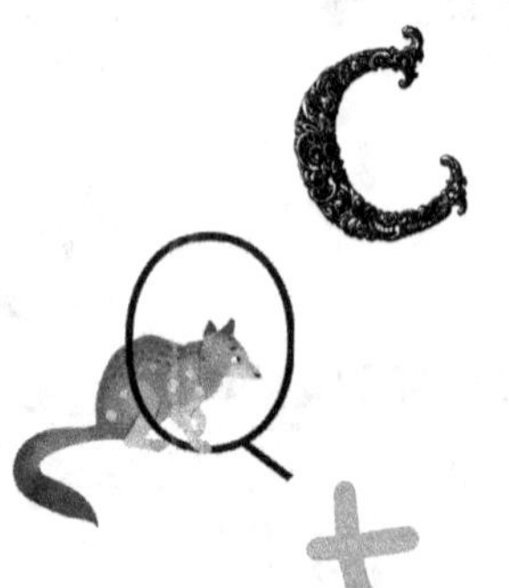

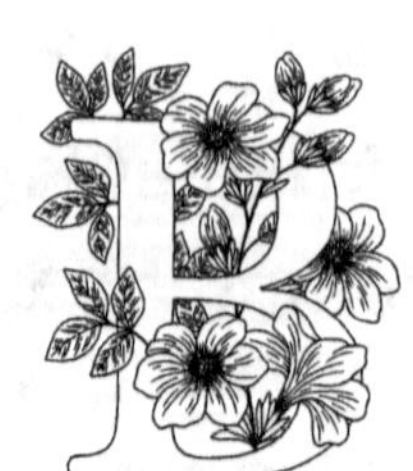

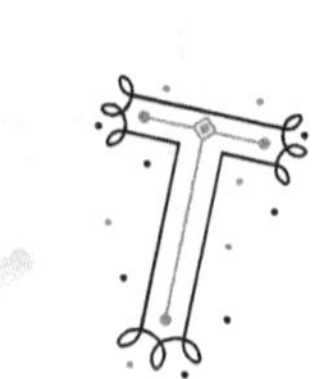

COMPOSER UN REPAS ÉQUILIBRÉ

Composez l'assiette optimale pour votre déjeuner en utilisant la liste d'ingrédients en bas de la page (ou selon vos préférences).

- viande
- poisson
- œuf
- des féculents (riz, pâtes, pomme de terre)

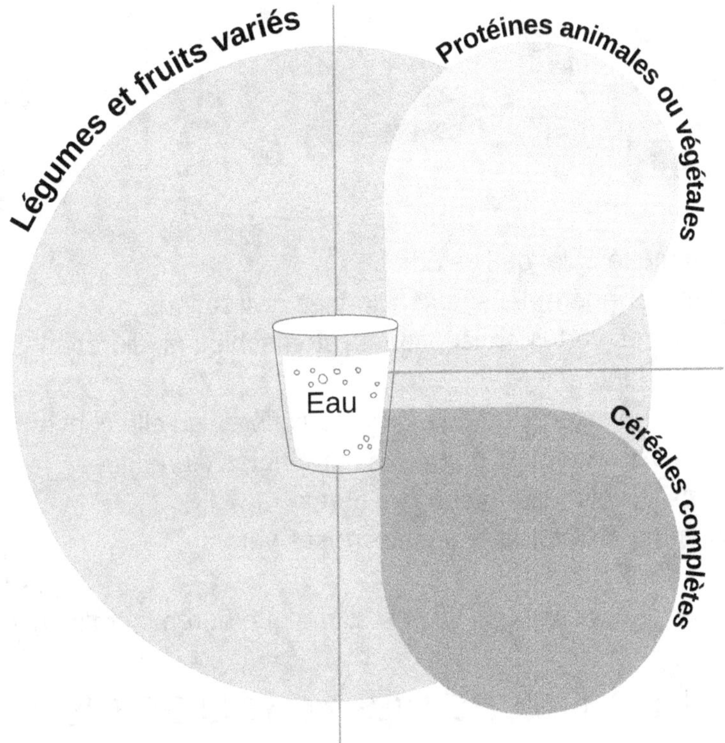

- Salade de mâche au maïs croquant
- Steaks hachés
- Purée de pois cassés
- Fromage blanc nature
- Brochettes de fruits rouges, bananes et poires
- Pain

- Ananas
- Fromage
- Sardines aux oignons
- Compote de pommes sans sucre ajouté
- Épinards en branches et blé
- Cabillaud sauce blanche au persil
- Betteraves en salade

LES FRUITS ET LES LÉGUMES

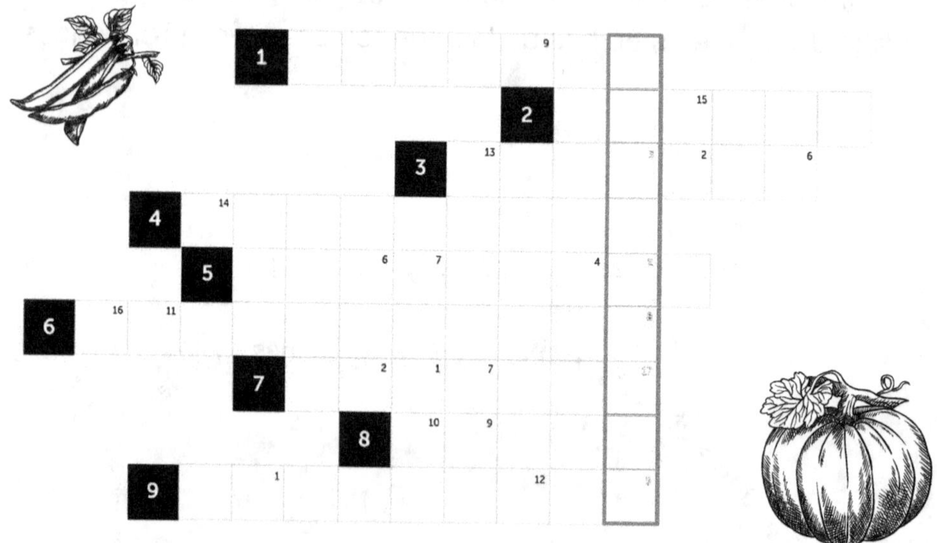

1. Surnommé le balai de l'estomac
2. Quasiment vénéré dans les anciennes civilisations
3. Possède des vertus antiseptiques, stomachiques, diurétiques, laxatives et anti-oxydantes
4. Limite le cholestérol sanguin grâce aux fibres qu'elle contient
5. Légume estival apprécié pour ses propriétés diurétiques
6. Pauvres en calories et riches en fibres
7. Le curcuma et la tomate optimisent ses vertus
8. Appelé aussi rabiole
9. Riche en fibres solubles, elle est diurétique et reminéralisante

À LA RECHERCHE DES VOYELLES DISPARUES

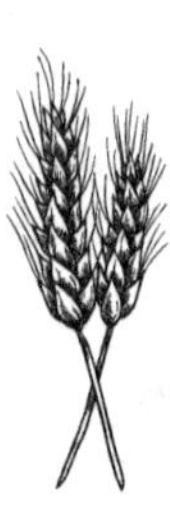

RLL RG

B D GJ

FRT D DRGN

NX D PCN

PGNN D PN

RN-CLD

RSN SC

FRT D L PSSN

CTRN VRT

MOTS COUPÉS

Jeu de réflexion : retrouvez toutes les combinaisons possibles de mots de 2 syllabes

CIS	CON	DRI	FAU
FIL	GLA	IAL	LIE
MON	POU	PRE	QUA
SSE	TER	TRE	VEN

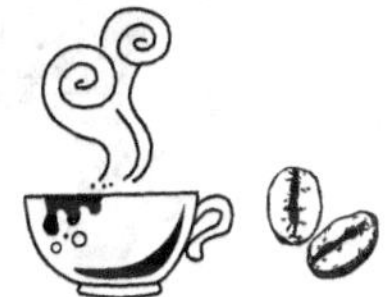

LES BOISSONS SANS ALCOOL

DIRECTION DES MOTS → ↑ ← ↓

Q	S	L	X	O	R	K	I	G	Z	I	Y	I	O	H	E	Y	A	Y	T
F	D	S	F	H	G	Z	J	K	J	X	J	Z	P	P	Y	U	B	D	J
X	T	H	E	C	I	S	G	E	Y	I	X	W	V	O	V	I	J	M	S
X	E	H	O	S	I	V	Z	M	A	K	H	B	K	P	W	L	J	W	F
S	C	I	E	K	Z	W	B	V	B	Y	Y	B	D	I	C	A	F	E	H
W	X	U	A	E	Q	T	I	Y	X	S	H	K	B	A	B	L	O	H	S
Q	K	B	Q	Y	C	U	D	K	N	V	X	R	I	F	E	K	Y	B	P
S	H	J	P	U	S	X	Y	L	N	X	Q	N	E	C	T	A	R	B	T
O	U	C	S	F	Z	K	P	G	C	Y	G	C	U	X	H	S	S	Z	P
D	H	Y	K	R	E	N	I	D	A	N	E	R	G	I	C	I	M	E	X
A	E	O	B	H	O	A	D	S	F	Z	Q	A	S	U	D	R	O	C	Y
X	E	T	D	U	T	T	O	H	G	K	Y	F	G	N	R	O	O	M	U
V	S	X	A	Q	J	Y	J	W	W	U	H	X	Y	H	A	P	T	M	S
N	O	L	O	S	Z	T	A	B	G	J	N	H	S	V	C	E	H	V	Q
H	G	P	V	X	E	V	E	T	J	W	V	C	U	V	T	E	I	Z	I
A	Z	Q	S	N	L	I	M	O	N	A	D	E	J	F	A	E	E	P	E
Z	U	H	T	T	C	M	S	B	Y	Z	D	O	F	I	I	Q	O	J	T
R	C	X	S	O	S	S	T	W	W	T	T	N	M	B	C	U	R	P	T
U	B	C	R	W	L	R	J	G	H	F	E	M	J	I	L	Z	A	B	H
T	S	O	B	X	S	X	K	B	F	X	R	H	M	N	L	I	F	G	V

CAFE
THE
SMOOTHIE

EAU
LIMONADE

GRENADINE
SODA

KEFIR
NECTAR

SIROP
JUS

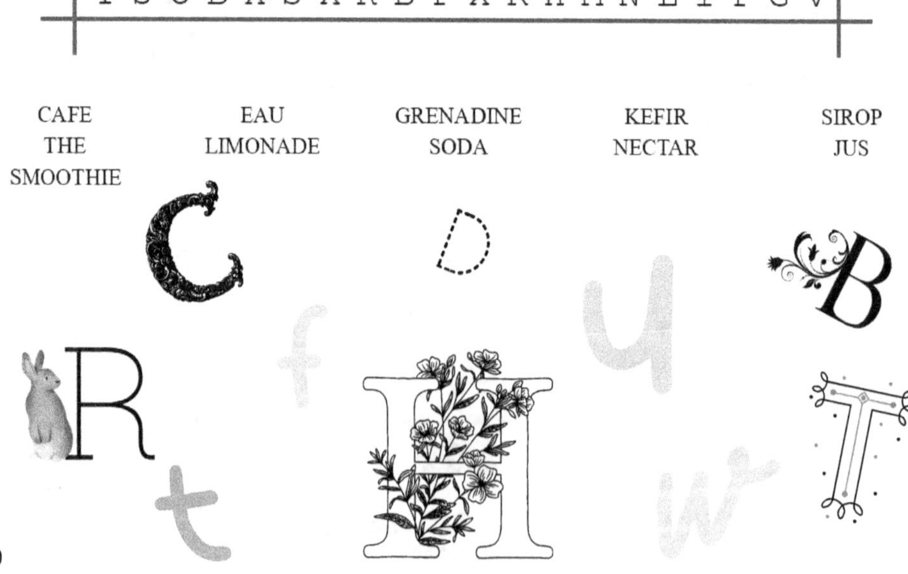

SOURCES DE LIPIDES

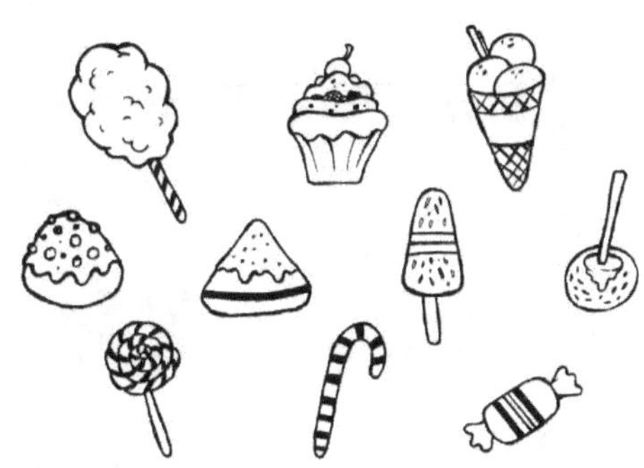

1 ACTOAV

2 IDRENSA

3 AUUQAREEM

4 EAANMDS

5 XDASUION

6 R-UEEXRUDBO

7 YNAIAOSENM

8 NDEOP-X-ECAIN

9 INSETOET

10 SELDBIO--NXIRU

11 NNPDNG-P-OIIE

12 NEIGTTEVRIA

13 GOF-RSEAI

14 -GTUSEELMRSEV

15 RCUEBDACA-ESTEEEU-HR

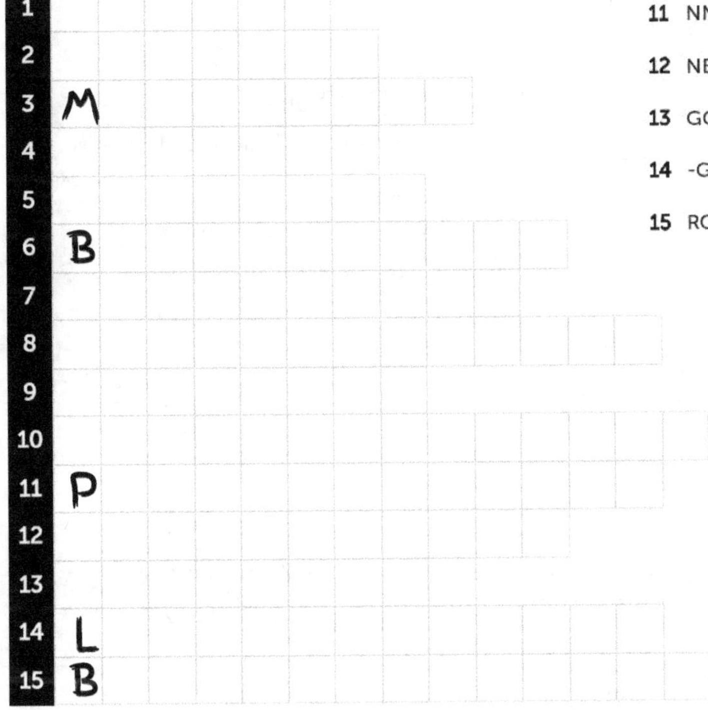

LES COUPES DE VIANDE

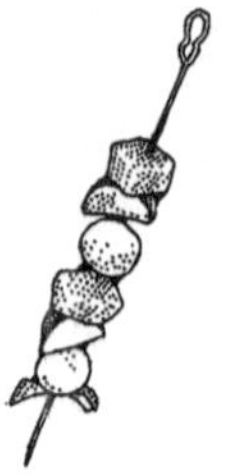

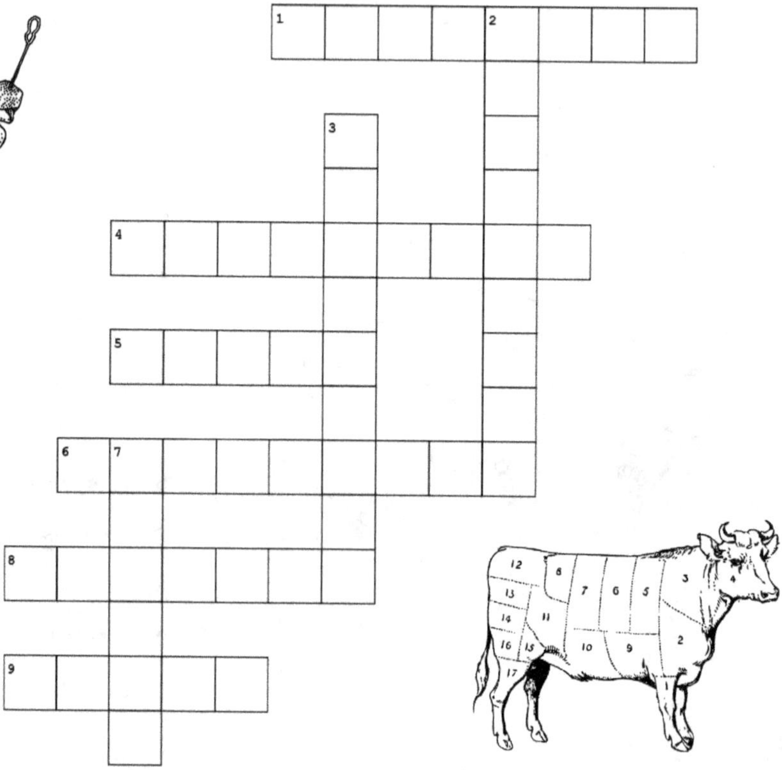

Horizontalement

1. Tranches de bœuf poêlées
4. Tranches minces de viande
5. Tranche de lard pour envelopper un rôti
6. Viande froide à la gelée
8. Mauvais ragoûts
9. Pieds, rognons, foie, …

Verticalement

2. Morceau de bœuf coupé entre deux colonnes
3. Viande de porc hachée très menu et mélangée de graisse
7. Pièce de bœuf coupée le long des reins

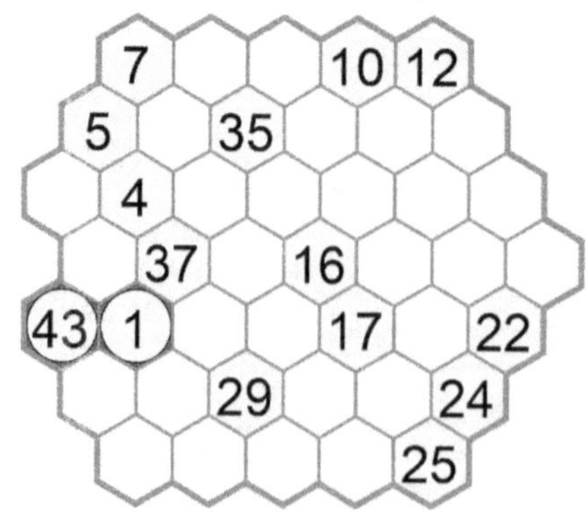

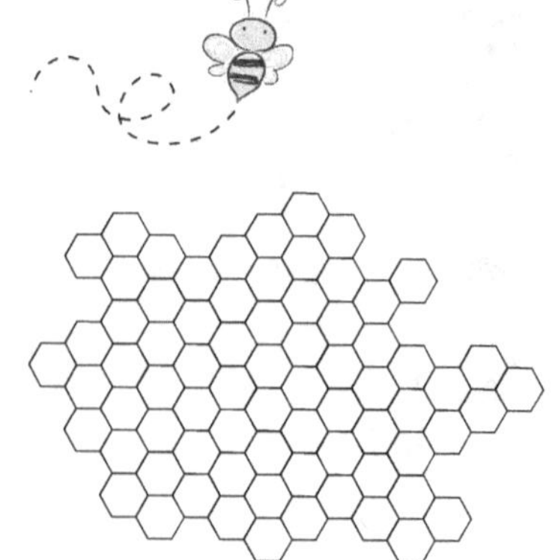

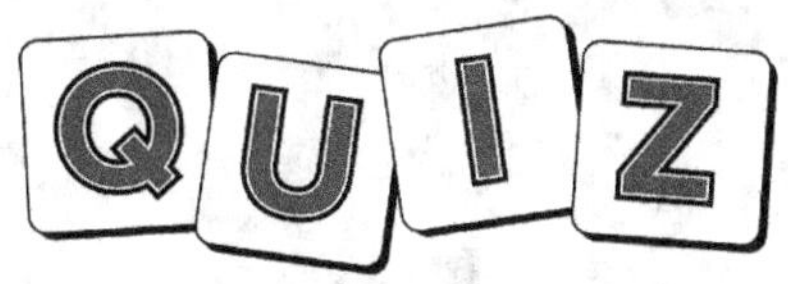

QUEL EST L'AVANTAGE DE CONSOMMER DES LÉGUMINEUSES AU MOINS 2 FOIS PAR SEMAINE ?

a) Elles sont sources de protéines

b) Elles aident à limiter l'apport de viande

c) Elles contiennent des fibres essentielles

d) Tout cela à la fois

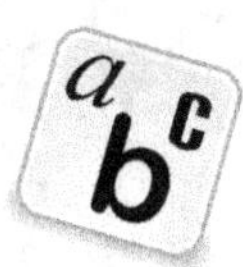

QUELLE QUANTITÉ DE VIANDE HEBDOMADAIRE EST SUFFISANTE SELON LES ÉTUDES DES NUTRITIONNISTES ET SPÉCIALISTES DE L'INSERM ?

a) 1000 grammes   c) 500 grammes

b) 800 grammes   d) 200 grammes

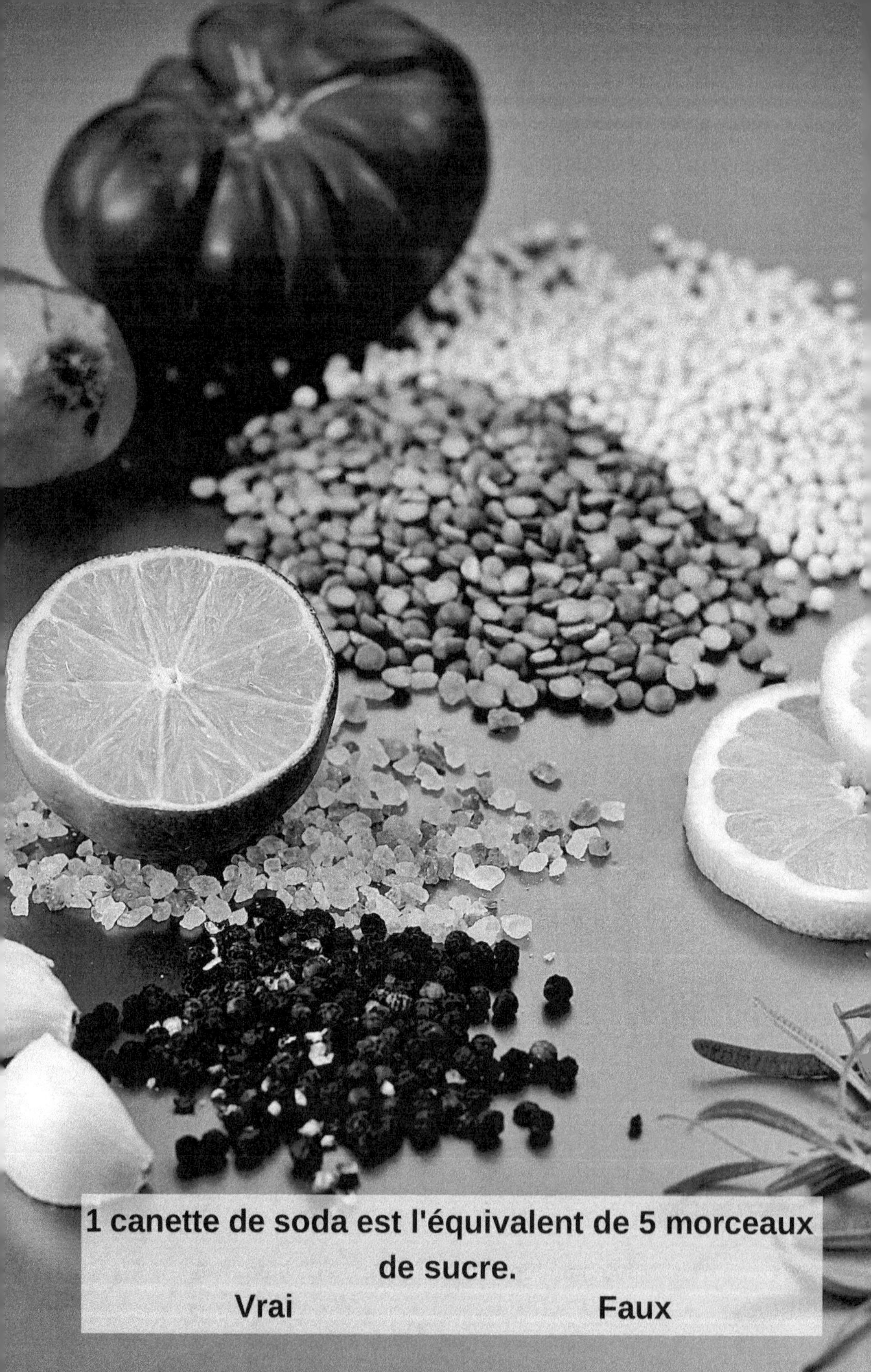

1 canette de soda est l'équivalent de 5 morceaux de sucre.
Vrai
Faux

LES BOISSONS ALCOOLISÉES

N T O R T E P S E V V I N O C R N C F E
R O T F R V E E S U B E U Q R A O Q D E
L M V J M U L N V V Y G S M P I I X V N
P D R L N S L M M F B K Z E N W L A G I
X O F A P Z F G U I E O S T S G G T A L
O Z C M M Q L O P N C Z R I Y W C C N E
L Y E B A U T E G E R E H V H O J H I H
L F U I U Y N A D W A L E G I W Z A R C
E Y G G N E P R N U Y L Q N R O B R E I
C N T G G M A G Z E X R T E L O E T L M
N R X B A T N S C I D R E X V R N R Q W
O H J H I C X X V Z E I A E G H E E Z U
M R C N N I L L R A O K R I I P D U L J
I W E X L S P E U D A M O N F M I S P C
L W Z T I H B A K K O U K M E A C E G A
Z T F Z Z X E P D U I H P A A W T Z L N
B P T T A O S O T W C R X Z W K I A G G
X L V I R U V H E O B W H S O S N U R O
K E K R R S U E Y X R I G D A P E O A C
Z P C V A Y A G B L R H P S W Q K Y F D

CIDRE	COGNAC	COINTREAU	RATAFIA	RHUM
VERMOUTH	VIN	VODKA	LIMONCELLO	WHISKY
CHAMPAGNE	ARQUEBUSE	BENEDICTINE	CEDRATINE	CHARTREUSE
COINTREAU	IZARRA	KAMOK	LAMBIG	LERINA
MICHELINE	VESPETRO	GENEPI		

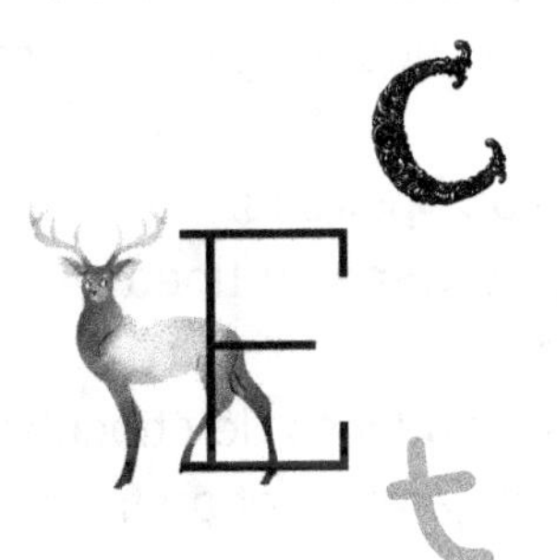
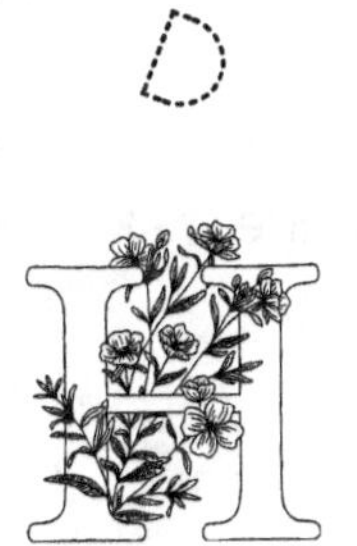
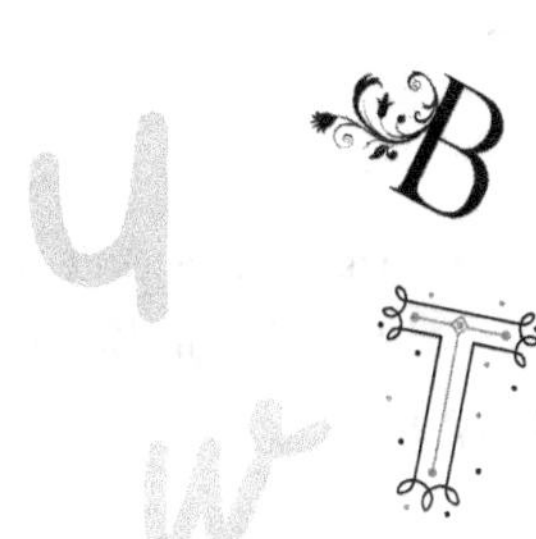

COMPOSER UN REPAS ÉQUILIBRÉ

Composez l'assiette optimale pour votre dîner en utilisant les idées en bas de la page (ou selon vos propres préférences).

- viande
- poisson
- œuf
- des féculents (riz, pâtes, pomme de terre)

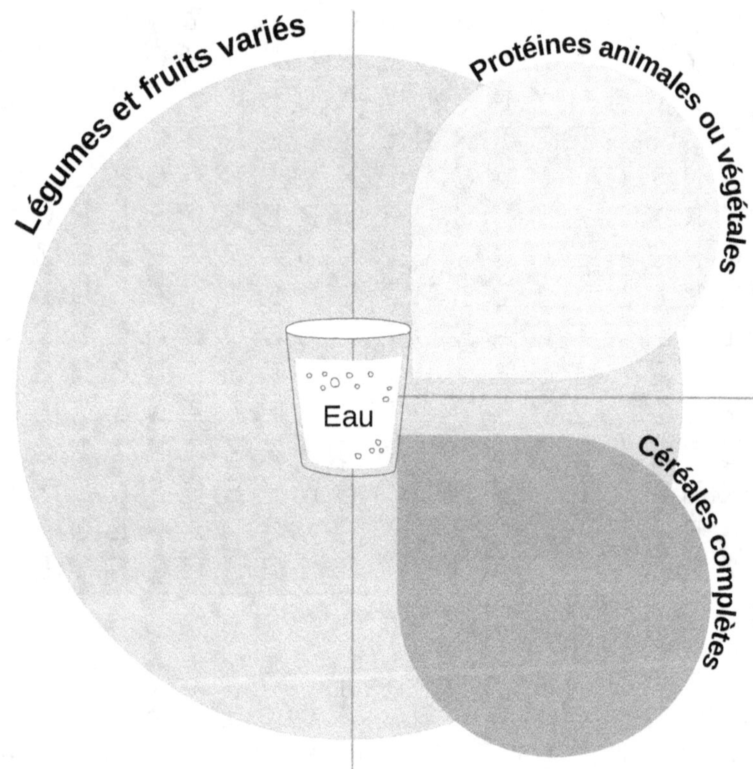

- Carottes râpées au citron
- Quiche thon-épinards et salade
- Fromage
- Poire
- Pain
- Pousses d'épinards à l'orange
- Jambon blanc, boulghour aux petits légumes

- Nouilles piment-coco
- Compote de fruits sans sucre
- Salade de chou rouge aux carottes râpées
- Blésotto aux poireaux
- Crumble pommes-pruneaux (maison)
- Yaourt aux pépites de chocolat
- Muffins au jambon et au fromage

LES PLANTES MÉDICINALES

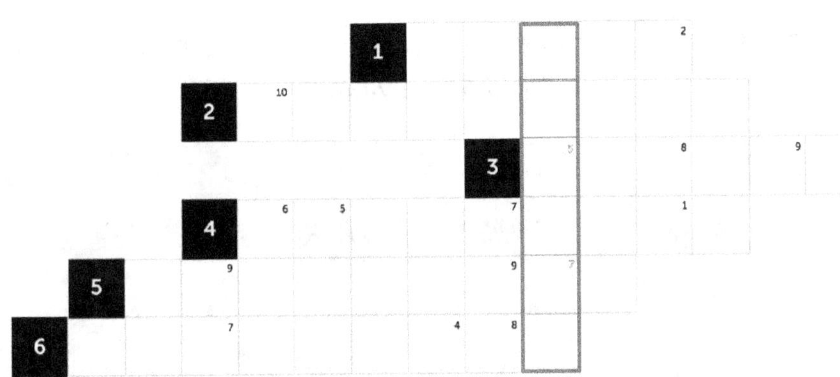

1. Bien mal-aimée, mais très nutritive. Elle contient du magnésium, du fer, du calcium et de la chlorophylle
2. On la connaît pour ses propriétés calmantes et anti-inflammatoires
3. Ses baies sont délicieuses et constituent une excellente tisane fruitée
4. Tonifient le système respiratoire
5. L'une des plantes sédatives les plus puissantes vendues sur le marché
6. Favorise la stimulation de la circulation sanguine et fluidifie le sang

À LA RECHERCHE DES VOYELLES DISPARUES

Plantes et expressions

BT CMM CH

MNGR L CHVR T L CH

RSTR PLNT CMM N PR

RCNTR DS SLDS

S RFLR L PTT CHD

VR D SNG D NVT

C'ST L FN DS HRCTS

MTTR D BRR DNS LS

PNRDS

N VR GRS SR L PTT

L MTRD L MNT NZ

MOTS COUPÉS

Jeu de réflexion : retrouvez toutes les combinaisons possibles de mots de 2 syllabes

AGE	DAM	DOR	EUR
IER	LAV	LEV	LIM
MIR	MUR	NOU	POT
RAM	RAV	URE	VID

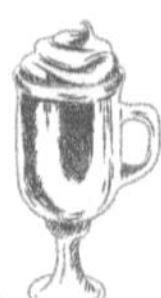

LES FRUITS D'ÉTÉ


```
Y T S E G H U Y O Y C V Z U I F N F S V
K T S S Y X T G G B M A Q N T Z Q S E J
N Q U Y E Z E O H X T Z S Z O X G A Q L
I E N I R A T C E N A H X S C U L D I W
R C U B E S I R E C A B E M I D Q S E U
S T N N R X Q Z L X S G X N R S X T A L
B F H P R U N E A U X R F W B D I O Q L
H G B X V B Z N D U I L N O A A W P R I
M K Y A C P Q B O V L R O J R E S Q I F
T P W L O X U K W T A H L F M U O V H H
P Q Q O N O N G U R B P E Z A Q T K S P
R D C R C G O L R G E R M V I E M G A Y
U K U E U P M X E O V O U A L T H M N A
N E O C B N H I V L S W M V U S Z C Y Q
E H Y A W I P U Q H L E R R N A X X R X
H C A Q V L J K X S S I I D E P C J M G
L E V B N T G M U E K G T L Z E R G P S
Q P F R A M B O I S E E V R L I I T L V
O T U G C C O O K Z K T H C Y E S C W J
L L F M J U M I R A B E L L E M S Y Z F
```

ACEROLA	ABRICOT	BRUGNON	CASSIS	CERISE
FRAISE	FRAMBOISE	GROSEILLE	MELON	MIRABELLE
MYRTILLE	NASHI	NECTARINE	PASTEQUE	PECHE
PRUNE	PRUNEAUX			

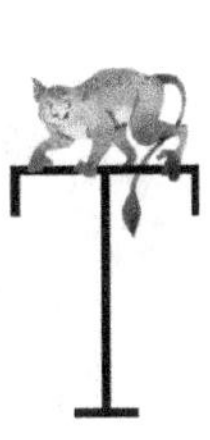
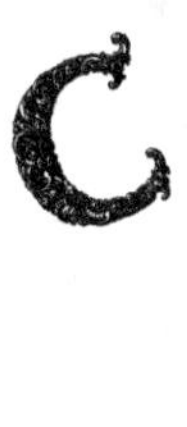
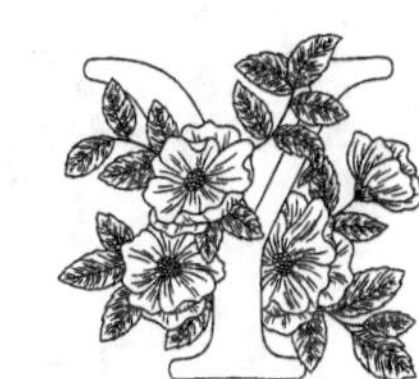

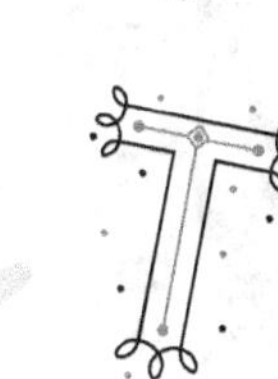

SOURCES DE FIBRES

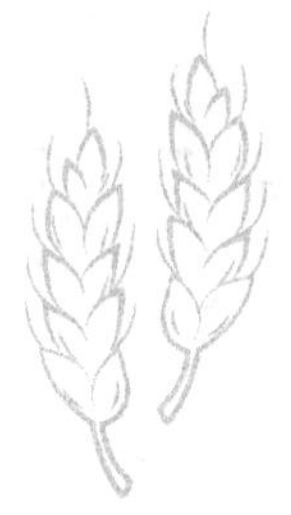

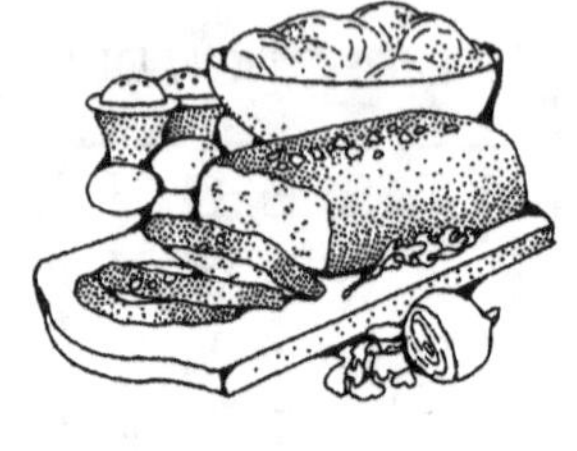

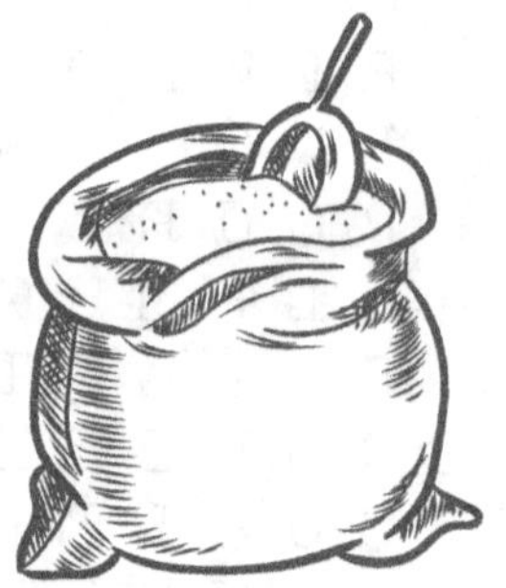

1 CESERLEA

2 REOG

3 LSYULMPI

4 GUMELSE

5 ITRSUF

6 NOXI

7 GSNREIA

8 ENGSESUUMILE

9 ODVS'OEIN-NA

10 NN-ERIEGLI-AD

11 -ICNEHGAIAE-RD

12 ND-ELOSEB-

13 EC-IARREESELISCHEN

1	
2	
3	
4	
5	
6	
7	
8	
9	S
10	G
11	G
12	S
13	C

LES LÉGUMES

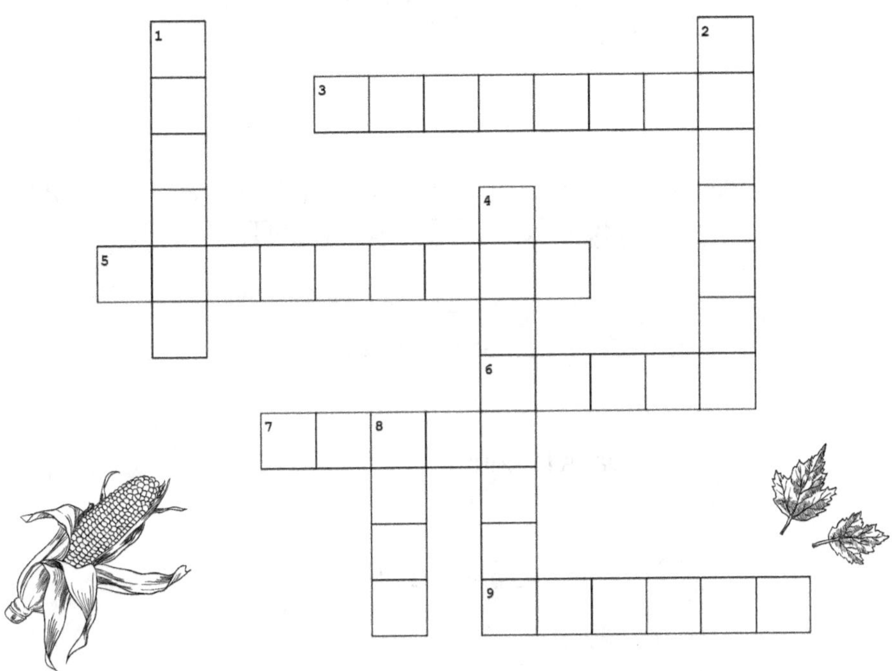

Horizontalement

3. Sorte de salade amère
5. Plante largement cultivée pour ses graines comestibles riches en protéines
6. Haricot
7. Sorte de salade
9. Aliment utilisé dans les salades

Verticalement

1. Plantes potagères dont on ne consomme que les feuilles
2. Pâte frite à la poêle
4. Ombellifère employée comme condiment
8. Plante potagère

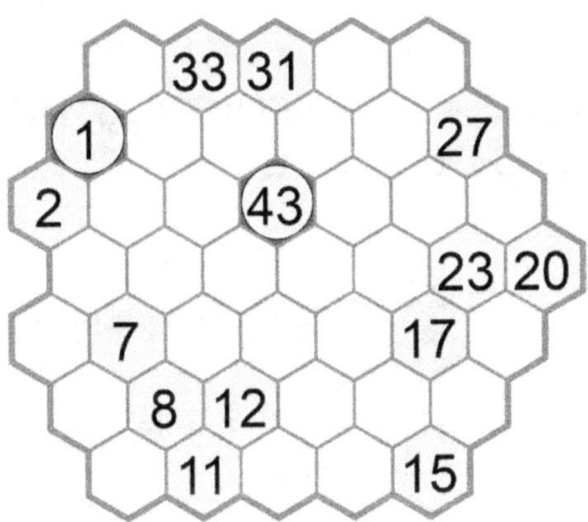

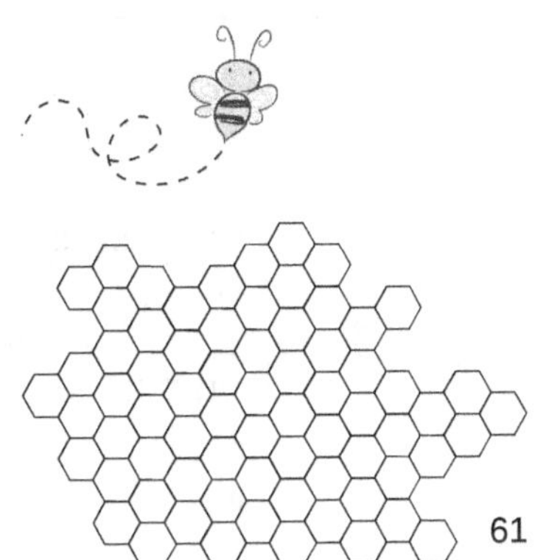

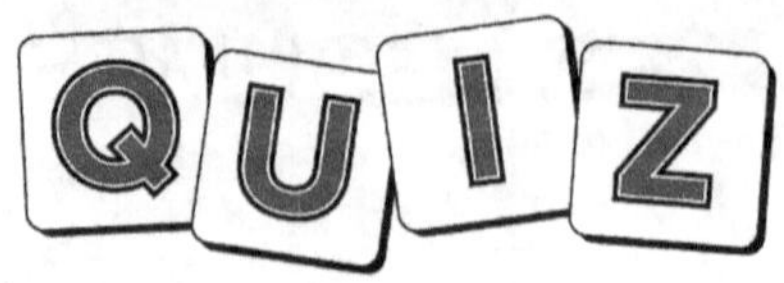

DANS QUELS ALIMENTS RETROUVE-T-ON DU CHOLESTÉROL ALIMENTAIRE ?

- a) Dans la margarine végétale
- b) Dans le beurre
- c) Dans le blanc d'œuf
- d) Dans tout cela à la fois

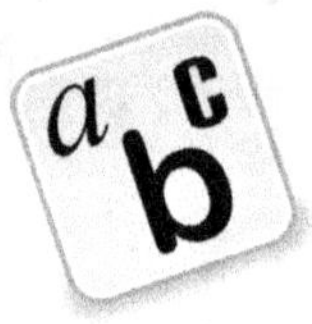

DE QUEL GROUPE ALIMENTAIRE FONT PARTIE LES POMMES DE TERRE ?

- a) Fruits, légumes
- b) Corps gras
- c) Féculents, céréales
- d) Viandes, poissons, œufs

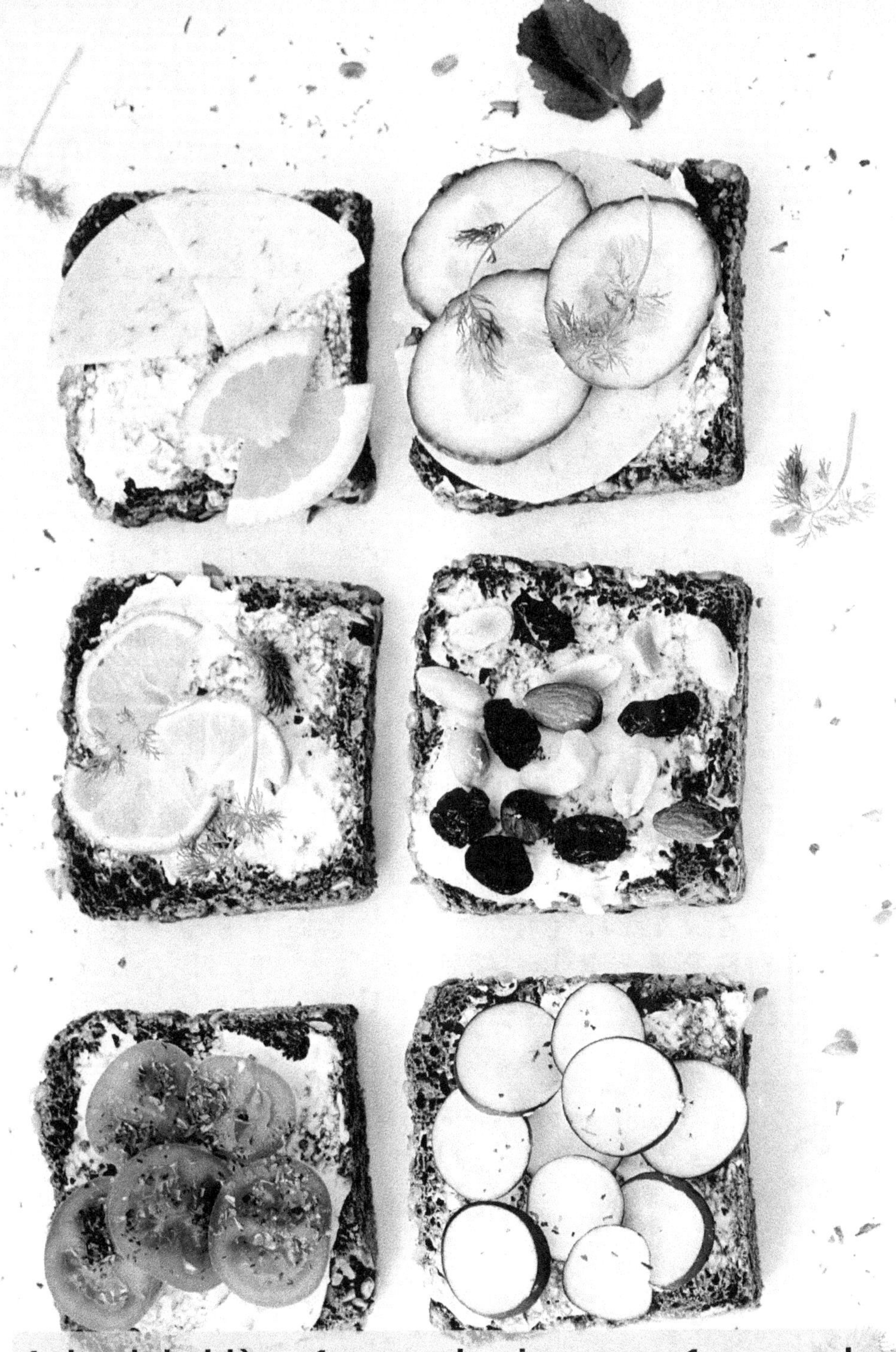

1 demi de bière, 1 verre de vin rouge, 1 coupe de champagne, 1 dose de pastis... apportent 70 calories (et 10 g d'alcool en moyenne).
Vrai   Faux

LES FRUITS DE PRINTEMPS

DIRECTION DES MOTS → ↑ ← ↓ ↘ ↗ ↖ ↙

```
Y P Y E C D N Y H F M A U L T T P B W L
W Z K U H D H N X P Z E D W K O K Y M M
Z A B I M Y K G X F I P I C M Q L G T G
Q I N O W L U M I M U X I E K P Q B E M
I N E A A I L N C F I Z L L K B T U V X
V E K S N U E K C I O O K I A H Y H E H
L T B P S A A I S L S J A N R V E W O P
T C T R U U S E O F I G I E S H C L B O
O W A M A R O L I O K R B C P V G A W M
F D D R J B E M S B A V G N R H M T S M
Z X R K O A U D E M R V I D U I D L O E
J X G H F U Q H A L Q U J K N I V R A T
U I D G T U B T R H P C C C E X T F O H
R Q T D K Q V E Y B K M B H A R N B J F
F M F C E O I A D U R I A N U C E B S C
R C L R P C O W I G A Q H P X D U H Y P
X S W M X W A V A B M O C D Y Y K I E D
K E P Y K H D R Y C S Y C N N B Z X K K
R E P N H K R D Z T R W O O T Y V A N Y
W O G R V H C O C L M N W M D K O Q G L
```

ANANAS	COMBAVA	DURIAN	KIWI
POMELOS	PRUNEAUX	POMME	TAMARIN
CAROUBE			

PAMPLEMOUSSE
RHUBARBE

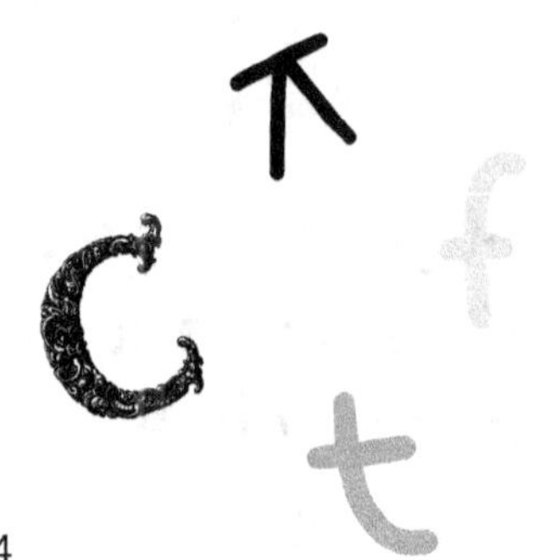

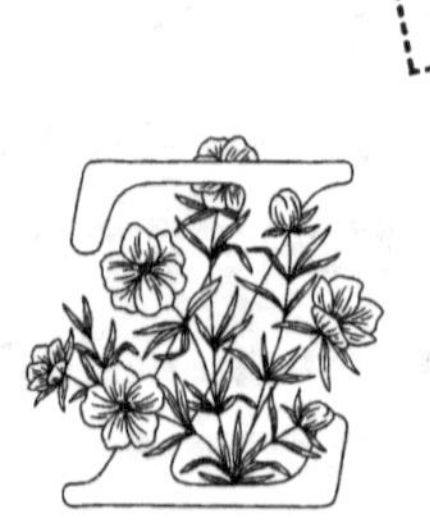

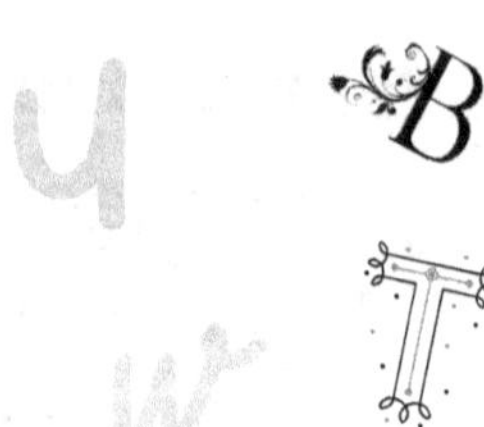

COMPOSER UN REPAS ÉQUILIBRÉ

Composez l'assiette optimale pour votre goûter en utilisant les idées en bas de la page (ou selon vos propres préférences).

- 1 produit laitier
- 1 produit céréalier
- 1 fruit
- … et de l'eau à volonté

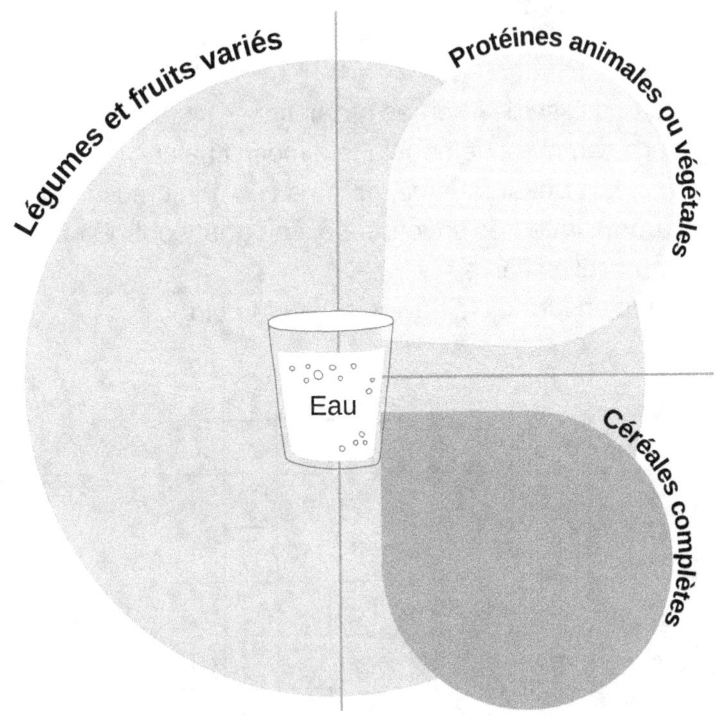

- Barres de céréales (avoine, noisette, amande, raisin & abricot)
- Cake banane, chocolat & coco
- Carrot cake
- Chips de pomme cannelle
- Galettes de riz soufflé et cranberries
- Mousse à l'abricot

- Green smoothie
- Chocolat noir
- Olives vertes
- Bâtonnets de carottes à l'houmous
- Bouchées aux noix de pécan
- Compote de myrtilles
- Coupe de salade de fruits
- Porridge de sarrasin et graines de chia

DES HERBES FINES PLEIN LA CUISINE

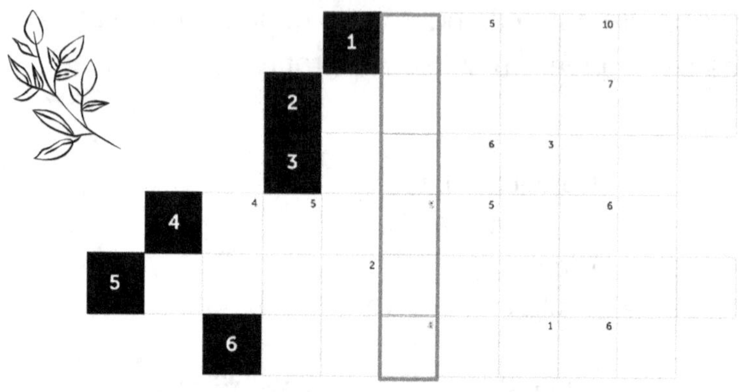

1. Le couteau suisse des herbes aromatiques
2. Cette herbe aromatique populaire aime la chaleur
3. Facile à cultiver et attrayante, grâce à ces nombreuses fleurs violettes
4. Plante aromatique très savoureuse, son goût subtil est prononcé
5. Vivace aux belles fleurs mauve
6. Les feuilles en forme d'aiguilles sentent le pin

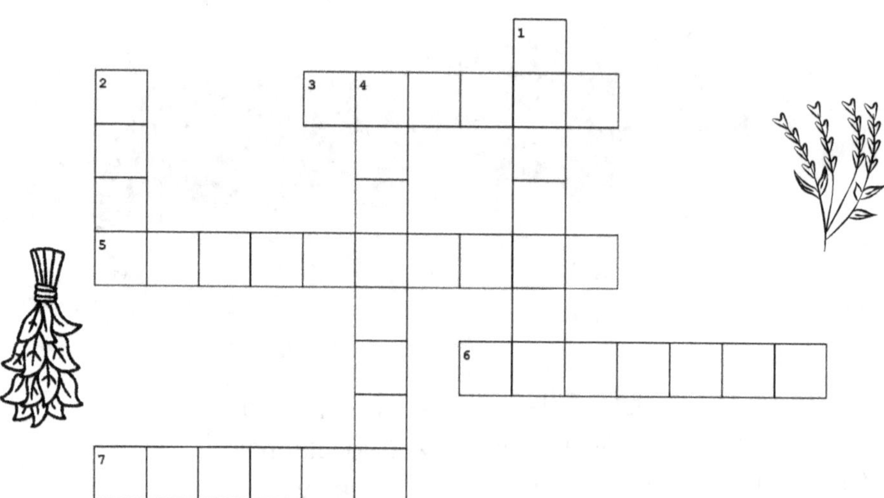

Horizontalement

3. Bien connu des amateurs de pizzas et de cuisine italienne

5. Recommandée pour la plupart des troubles digestifs

6. Ses graines et sa tige se prennent en infusions digestives

7. Utilisée pour parfumer les préparations culinaires, en infusions digestives et dans le thé

Verticalement

1. Elle est utilisée en sirop, elle aromatise les desserts, les glaces…

2. Utilisé notamment dans la cuisine provençale

4. On utilise la racine de cette plante

MOTS COUPÉS

Jeu de réflexion : retrouvez toutes les combinaisons possibles de mots de 2 syllabes

CAL	DRE	GER	IER
LIN	LIS	MAR	MON
MOU	REN	RER	RON
SER	SET	TER	VEN

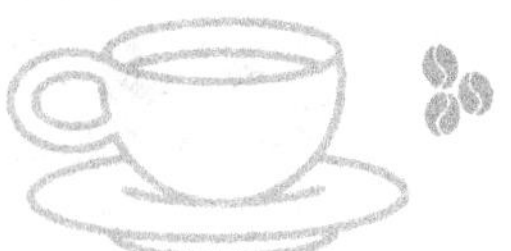

LES FRUITS D'AUTOMNE

DIRECTION DES MOTS → ↑ ← ↓ ↘ ↗ ↖ ↙

```
W B U A E R U S J C K T M V C F K I Q V
B W K S Z A O K H E B U J U J L A B M R
D J F J Z H E A S H Q E Y A P A P D A U
K E I G N E T Y A C R S X F U F J H R Z
A B R B R A W F T S X B V N K Y C Y R U
H T A I I T U Y R T E A M A N D E K O Y
N K I G O V S R W E U U C K H U A R N Q
C I N C F P Z R M U Z F G V G K E A Z T
X E J Y K I G E H Q Z Z E I I V H I V I
H S W Y I N S B I R G U A R F L C S B P
P B C I I V I N A D A Q M S V V A I C K
R N I O A A P A G R E N A D E O T N P E
U C C D L N Y R P D M S W D J D S I X S
M Q J C N P O C Y Y A H Q I M P I V Z A
L C S E L F X N R Y F T E W H B P K O F
J T C C Y M A I E D M F T E S Z L J F V
I D N P C Z S N Q K F U G E V C L W X M
I P V F F Z B Z V S X A R C M C M I Q E
R S W W F D Z A Q T L U T E W Y B Q O N
N T W X D U Q Z Y K Q F H K R Q N H E M
```

AMANDE	ANONE	CHATAIGNE	COING	DATTE
CRANBERRY	FEIJOA	FIGUE	GRENADE	JUJUBE
KAKI	MARRON	MURE	PAPAYE	POIRE
PISTACHE	QUETSCHE	RAISIN	SUREAU	YUZU

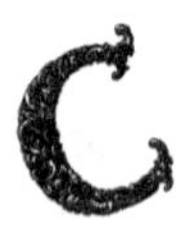
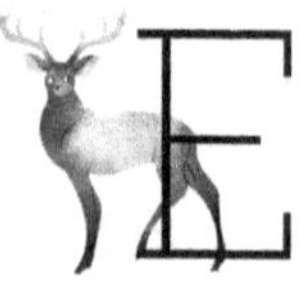
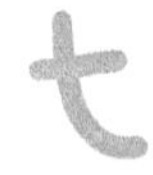
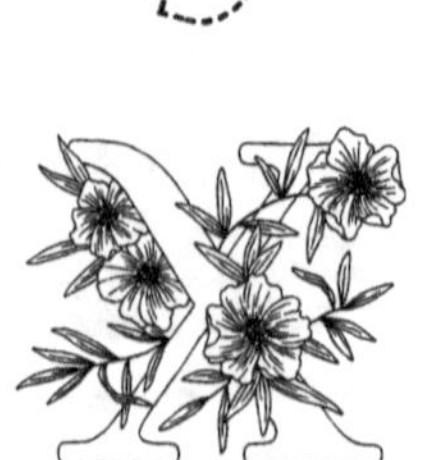
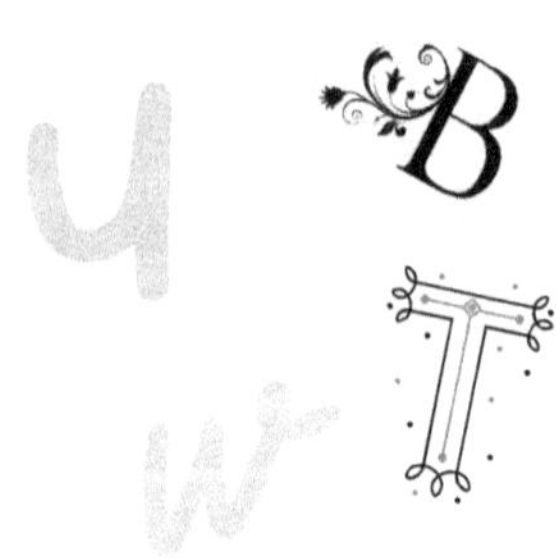

SOURCES DE VITAMINES ET MINÉRAUX

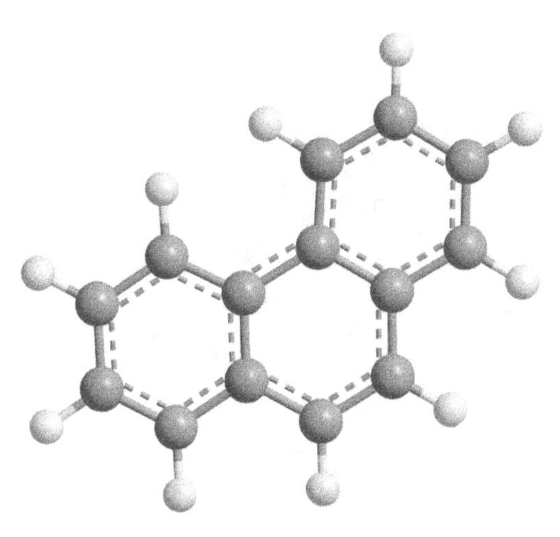

1. GEROSAMF
2. NIDPERAS
3. CLOIBRO
4. LCAHTOOC
5. ANSANEB
6. ARENATMA
7. LSENILLET
8. INVDEA
9. TCOTRAES
10. SOIOPSN
11. USŒF
12. GENMSEUILSUE
13. OLLIRCTUEI

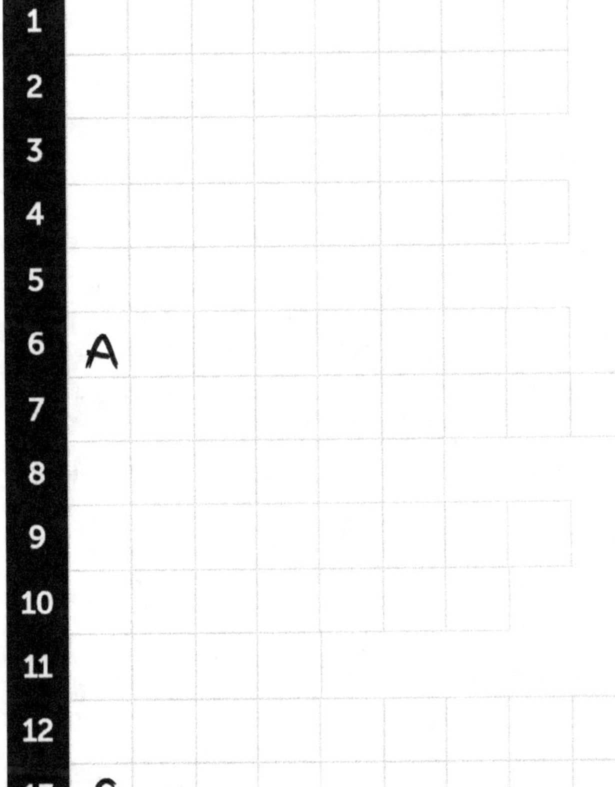

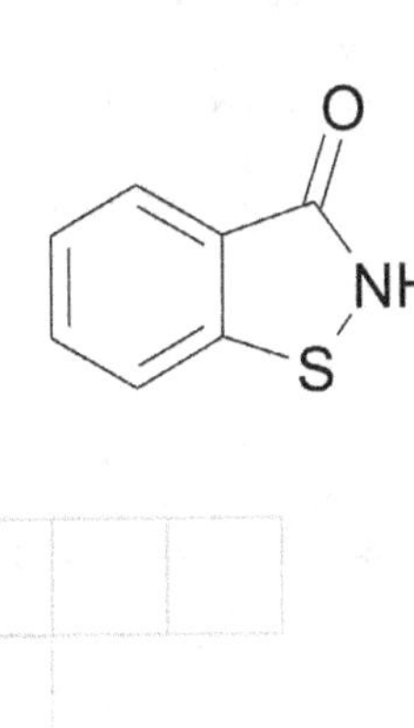

LES CÉRÉALES ET LES ÉPICES

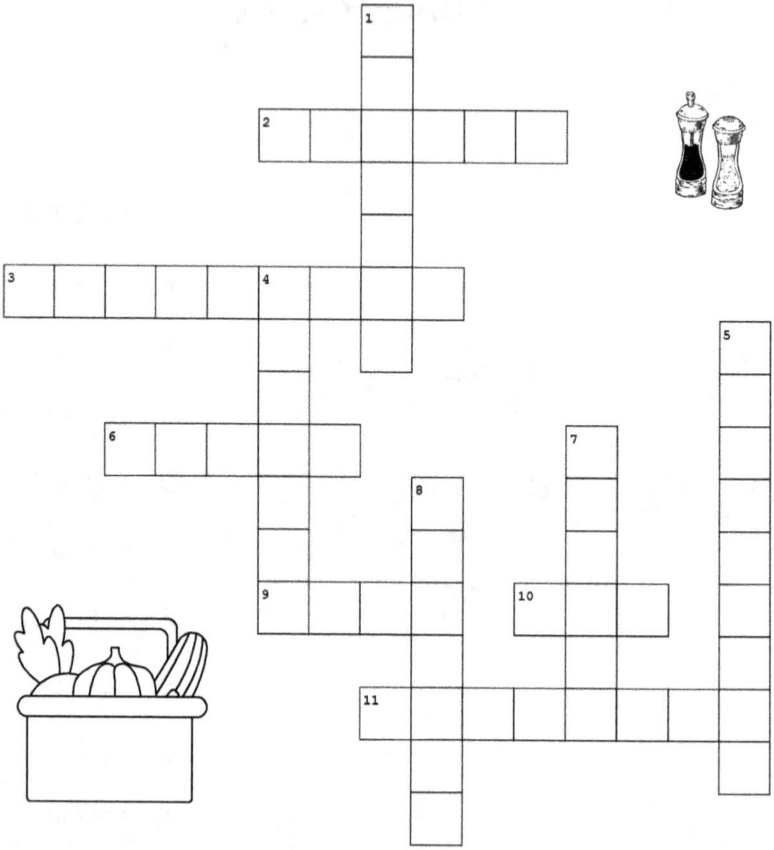

Horizontalement

2. Une graminée qui est cultivée pour ses graines et son fourrage

3. Première céréale créée par l'être humain, un hybride entre le seigle et le blé

6. Substance végétale aromatique employée pour l'assaisonnement

9. Dragée faite avec sa graine

10. Graminée qui croît dans les terrains humides et chauds

11. Une substance végétale aromatique

Verticalement

1. Plante cultivée principalement pour ses graines

4. Utilisée en phytothérapie comme anti-inflammatoire

5. Pâtes liquides

7. D'origine asiatique, apparue bien après le blé

8. Utilisée râpée comme épice

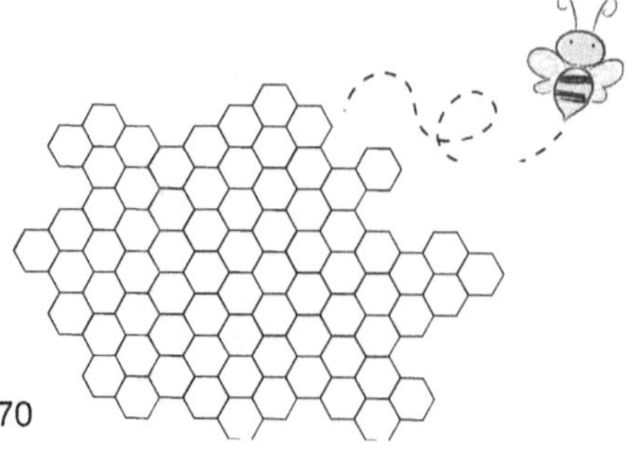

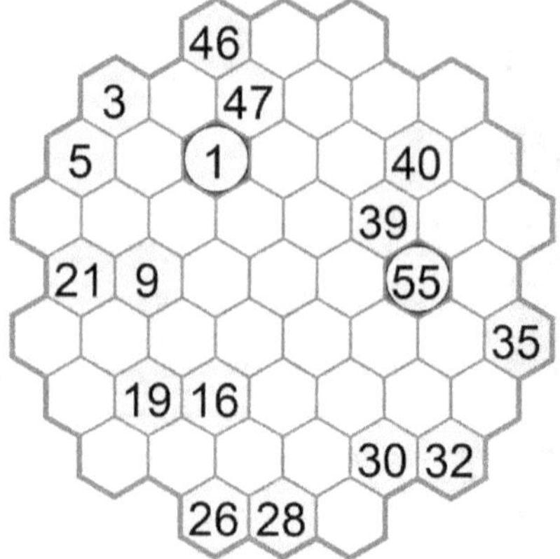

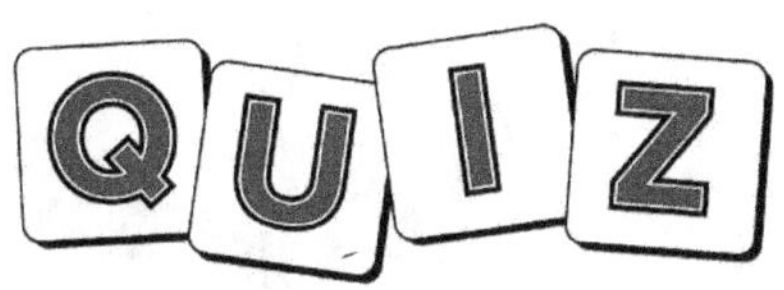

QUELS SONT LES DEUX MINÉRAUX ESSENTIELS QUI SONT NÉCESSAIRES EN GRANDE QUANTITÉ ?

a) Le calcium

b) Le magnésium

c) Le potassium

d) Le fer

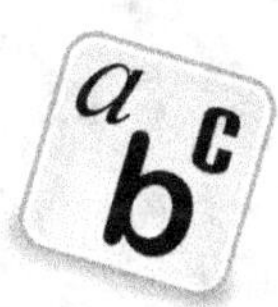

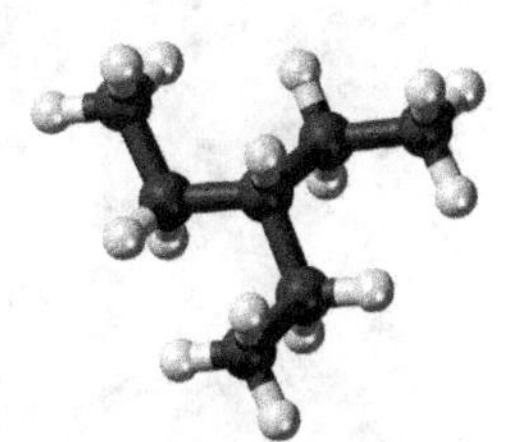

QUEL ALIMENT EST EXTRÊMEMENT RICHE EN ZINC ?

a) L'huître

c) Le chou rouge

b) La châtaigne

d) La morille

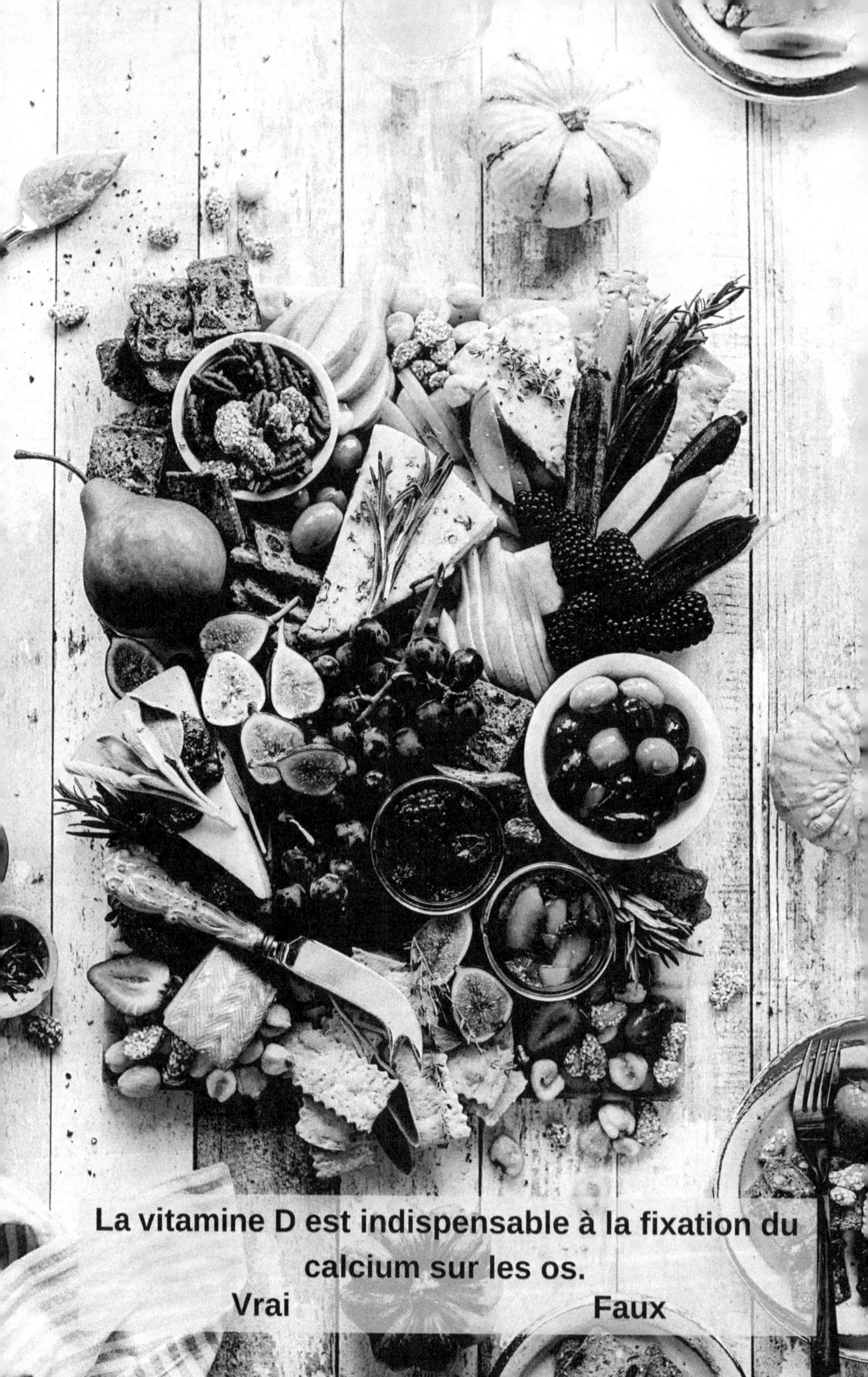
La vitamine D est indispensable à la fixation du
calcium sur les os.
Vrai
Faux

LES FRUITS D'HIVER

W	D	M	J	F	X	S	Y	D	P	T	F	S	I	J	B	F	D	W	Q
P	K	J	J	J	H	A	Ç	A	I	T	B	U	H	K	W	H	W	A	S	O
E	S	X	Y	B	F	C	X	L	E	C	N	P	F	I	V	L	I	M	M
E	I	F	K	J	A	Q	L	J	R	K	R	H	P	W	Q	I	Y	M	C
S	S	Y	U	Z	H	T	O	S	Z	K	A	O	P	Y	J	T	A	A	X
U	I	S	M	N	J	U	Y	W	X	V	K	D	S	D	Q	G	X	N	N
I	L	Q	Q	K	V	D	M	A	U	H	L	J	J	X	P	R	Z	D	W
P	A	F	U	H	G	P	Z	U	E	E	O	R	A	N	G	E	N	A	Q
Q	S	B	A	S	E	E	A	C	H	Y	X	R	I	L	M	L	E	R	I
G	Y	U	T	R	C	D	M	V	T	T	M	Y	L	I	J	H	C	I	R
B	H	E	R	T	Q	V	W	K	A	X	U	T	I	N	G	N	L	N	W
Y	P	T	E	B	K	C	S	Q	S	N	E	Z	G	R	Q	Y	E	E	Y
L	E	O	L	J	Y	O	F	H	J	X	X	A	O	Y	V	Z	M	Q	N
D	E	M	L	I	O	R	G	V	P	B	I	I	Q	M	U	I	E	V	Z
H	F	A	I	F	S	O	N	E	L	B	N	C	G	J	C	J	N	I	W
N	S	G	T	P	L	S	W	E	I	A	I	L	N	M	S	L	T	W	D
K	X	R	O	B	U	S	L	H	T	N	K	N	X	X	E	E	I	R	A
V	Q	E	P	A	Y	O	I	U	C	A	X	U	A	A	V	D	N	I	L
P	T	B	A	A	C	L	Q	Z	H	N	H	K	A	K	I	V	E	C	M
S	T	S	S	T	L	N	A	R	I	E	D	P	I	O	U	A	Y	Q	F

AÇAI	BERGAMOTE	COROSSOL	CLEMENTINE	KUMQUAT
LITCHI	MANDARINE	ORANGE	PHYSALIS	SAPOTILLE
BANANE				

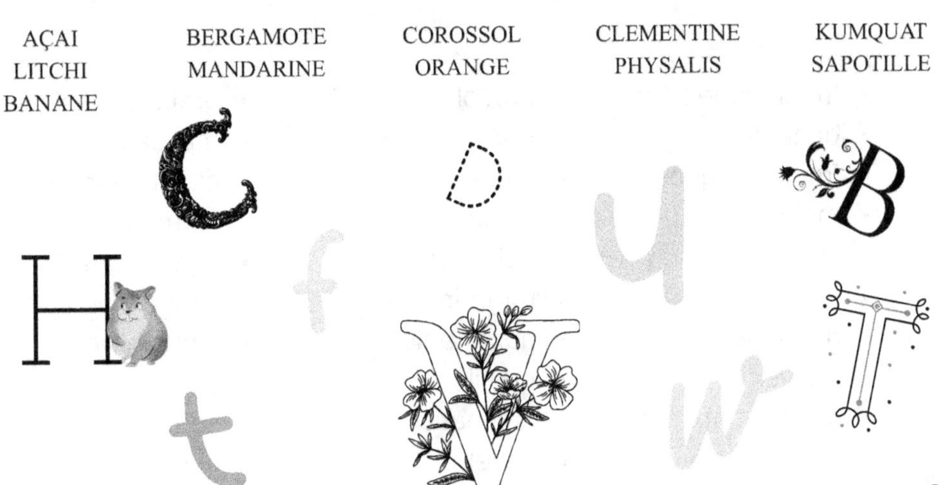

DES ANTIOXYDANTS DANS VOTRE ASSIETTE

Parmi cette liste, quels sont les aliments riches en antioxydants ?

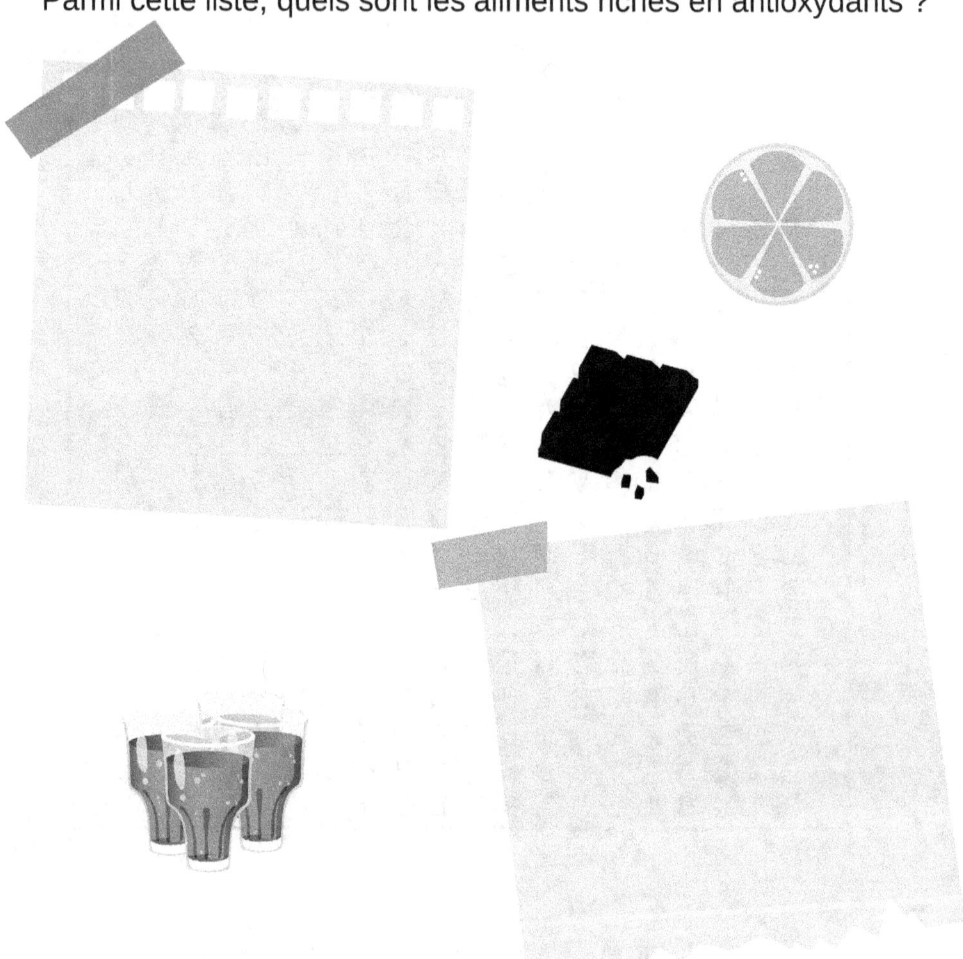

- fruits rouges
- banane
- fruits à coques
- melon
- citron
- abricot
- pruneau
- thé vert
- chocolat noir
- café

- brocoli
- maïs
- chou
- laitue
- épinards
- romarin
- pomme de terre
- persil
- artichaut
- navet

- graines
- muscade
- clou de girofle
- curcuma
- cardamome
- cannelle
- gingembre
- ail
- safran
- oignon

ALIMENTS ET PERFORMANCE

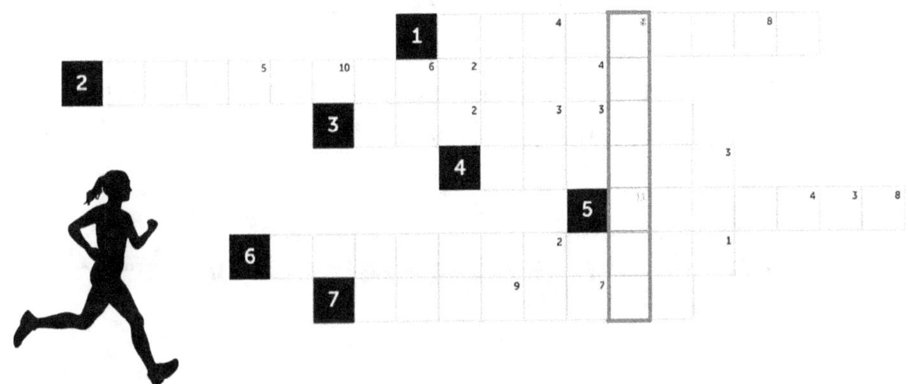

1. Favorisent la reconstitution des fibres musculaires lors de la récupération
2. Importante pour restaurer le volume d'eau dans le corps après l'activité sportive
3. Leur digestion risque de se poursuivre pendant l'exercice physique
4. Les éviter pour diminuer les risques de troubles intestinaux
5. L'un des apports énergétiques les plus consommés au cours d'une activité physique intense
6. Permet de maintenir un bon niveau de performance physique
7. À consommer avant l'activité sportive pour ne pas avoir à puiser dans les réserves d'énergie

À LA RECHERCHE DES VOYELLES DISPARUES

Qu'a-t-on besoin de consommer pour performer ?

PRTNS

HYDRTS D CRBN

LPDS

MNRX

PHYTNTRMNTS

VTMNS

NZYMS

XYGN

LMR

LQDS

MOTS COUPÉS

Jeu de réflexion : retrouvez toutes les combinaisons possibles de mots de 2 syllabes

AGE	CAR	CIR	DIN
EUR	FOR	IER	JAS
LIN	LIS	MAR	MIN
MOT	MOU	RON	TEL

LES LÉGUMES D'ÉTÉ

DIRECTION DES MOTS → ↑ ← ↓ ↘ ↗ ↖ ↙

```
Q B L R K L R W U O H C Y N Y S Q T Q G
V N E A A A G C E L E R I V O G C P S F
C V K A Y U H Y Q K U Q T J N H J L X U
O M A W M L B T D T U A H C I T R A E M
U Z T R O Q U E T T E H L I Y N A U L E
R V I I J T N W R U J Q V L P Q A M L S
G A I V A T A B F G N M Z E Z Y P X E C
E E H T M N T E E O I F R T P M P V R L
T P S Q Q N N L S G Z N W T K O V C E U
T O H H H O A S M B N U E E A B E H T N
E I H J U I I C B Y E Q V L J B C J N T
Y V P I T T O E C E E G J B E Y A G A T
J R L U A D S P G C T E T T O I R N H F
H O E P O C E E V Y I T T S Q R D L C U
N N P L K P L N O W A E E I Y I O H N J
X J I A V U L J A H P I T R B L N Q E Y
W X X I X U O S L W L J M O A H F G K T
G A K Z C D R J H L X L L Q L V L D Y C
R J P T W D I E E Z Y E L R T Y E R L I
X P L Q H C G U M W T Q G C P H P U E N
```

ARTICHAUT   AUBERGINE   BATAVIA   BETTERAVE   BLETTE
BOLET   CARDON   CEBETTE   CELERI   COURGETTE
CEPE   CHANTERELLE   FENOUIL   CHOU   GIROLLES
LAITUE   MESCLUN   OSEILLE   PATISSON   POIVRON
ROQUETTE   SHIITAKE

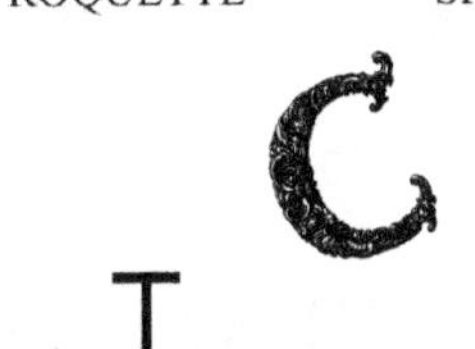
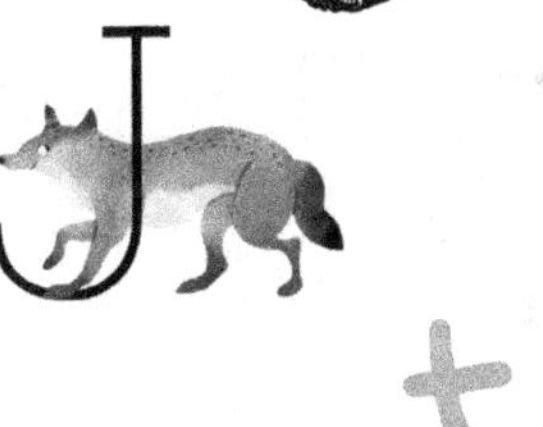
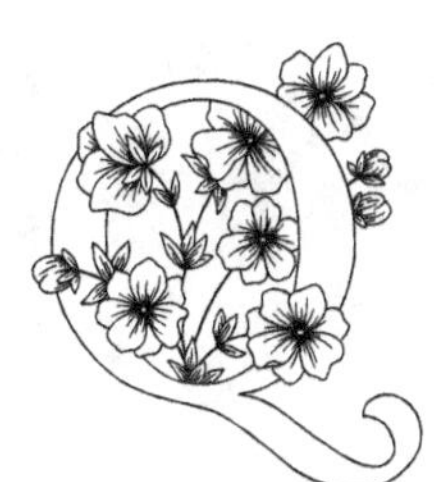
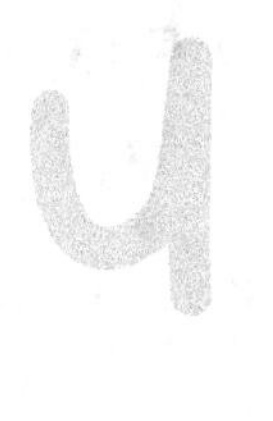
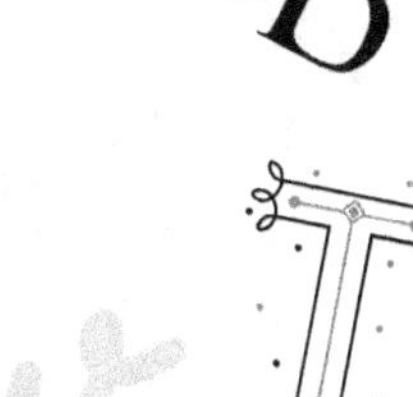
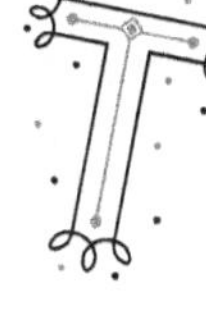

ESPÈCES ET VARIÉTÉS DE CHOUX

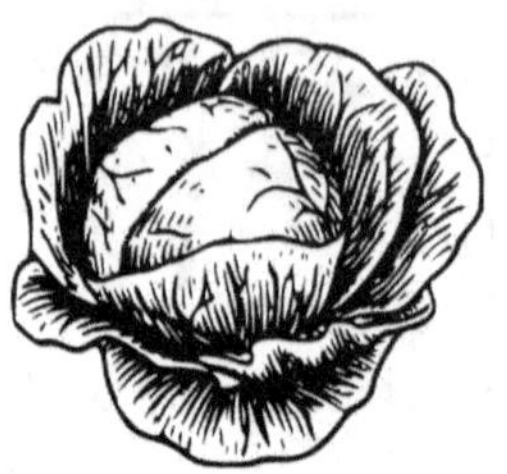

1 UFCOHU-ELR

2 EU-ROHIFCS

3 -LCCHOUNAB

4 CSUCNH-HOOII

5 EE-E-CLXLRHUOBDSU

6 MOHOE-UPMC

7 HLAEKCUO-

8 EA-OCUHVR

9 CEUHGORO-U

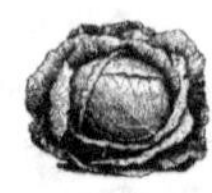
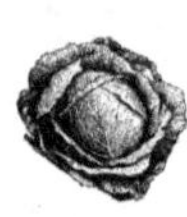
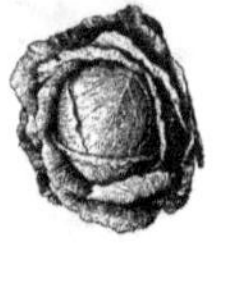

LAQUELLE N'EST PAS UNE CARACTÉRISTIQUE DU CHOU ?

(a) Riche en fibres

(c) Riche en vitamine D

(b) Riche en antioxydants

(d) Stimule le transit intestinal

LES CHAMPIGNONS

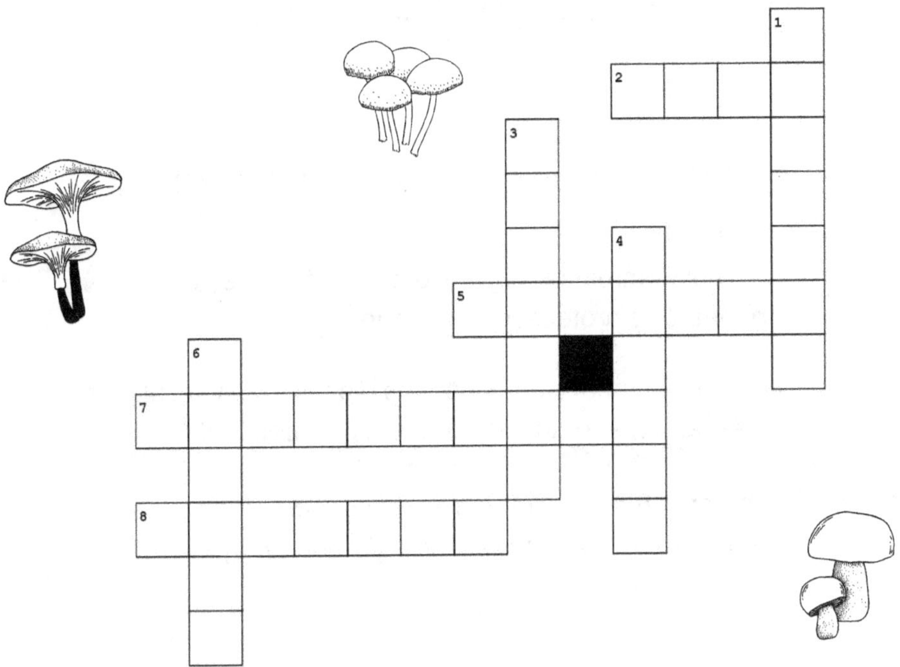

Horizontalement

2. Bolet comestible
5. Un champignon orangé
7. On le trouve aussi bien dans les bois de feuillus, les prés et les lisières, entre avril et octobre
8. Champignons souterrains, très savoureux

Verticalement

1. Il dégage une forte odeur de farine mouillée
3. Il ne doit pas être consommé crue ou insuffisamment cuit
4. Variété de champignons
6. Présente un chapeau blanc qui a tendance à noircir

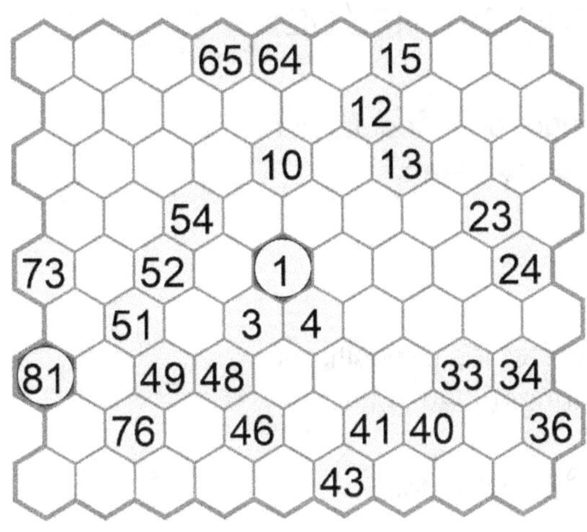

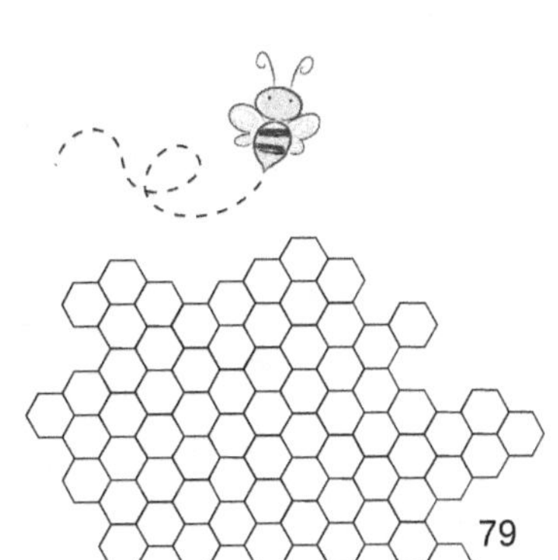

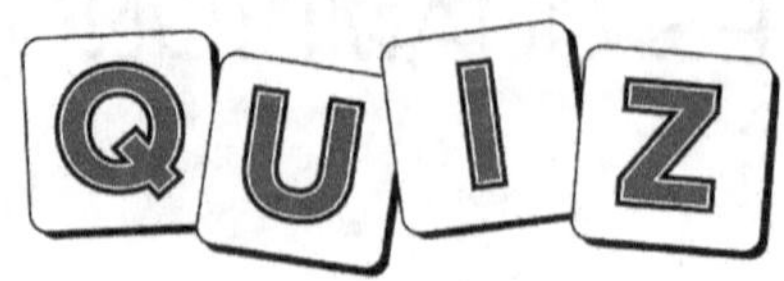

QU'EST-CE QUE LE FRENCH PARADOXE ?

a Une consommation régulière et modérée de vin apporte une protection cardiaque

b Le chocolat abaisse les risques d'accidents vasculaires cérébraux grâce aux flavonoïdes qu'il contient

c Une consommation modérée de sel permet de maintenir l'hydratation optimale de notre corps

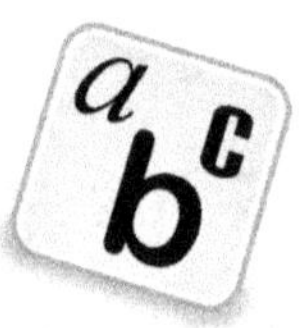

POUR GARDER UNE PEAU JEUNE, C'EST ESSENTIEL DE :

a Manger des produits riches en antioxydants

b D'arrêter le tabac

c D'arrêter les expositions prolongées au soleil

d Tout cela à la fois

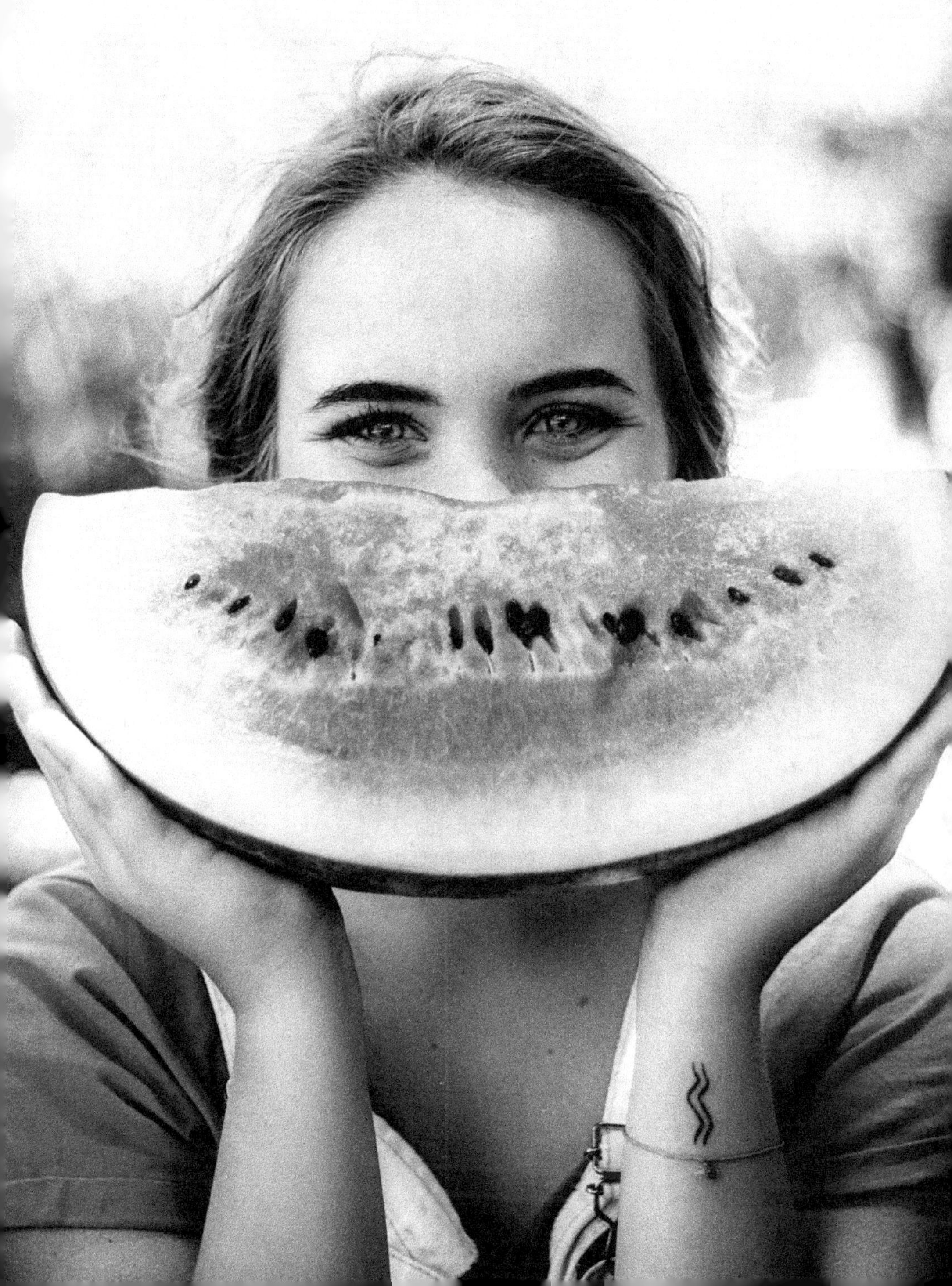
Les femmes sont plus sensibles que les hommes
à l'alcool.
Vrai   Faux

LES LÉGUMES DE PRINTEMPS

DIRECTION DES MOTS → ↑ ← ↓ ↘ ↗ ↖ ↙

```
E G N C O A D H M M J W L K B V U W N O
M A B W N F T O P I N A M B O U R R Z F
Q C N T T B R O C O L I W S I X S N P P
X O N L K J A B N H V R E X P O U A F E
F N B D R A N I P E M Z Q R L I C V M X
H C B G Y F B C T U T V S O G T B R P
Y O N A D K X A Z E V I D N E N E O K X
M M T N Z D S L A E H C J V V Y O A O K V
F B X H B W C A Z K E G A B R N N R W N
F R O O M Z P O I R E A U M T A S N A Y
L E O V R C C O Q H V C E B O R L Q J B
M Y B X D I A M Y G C R G W D R S V Y P
I F I R N O S S E R C R R M D P I P M I
K W J K S G F Z A R N H E Y J D U L Z K
I A T H G S C I U M F S P D O N N S L A
Q T A V Y Z T U H U A G S E Q T Y X N E
Z E O W V Q E T A U J Q A N N L J G J B
S C O H X V V B X P G H H L B X S D E D
R J L J B S A T P Q T I L N E S S I P G
V D D K Z Q N B N Y B G Q A H K V M V W
```

ASPERGE	OIGNON	EPINARD	NAVET	POIREAU
BROCOLI	MORILLE	PISSENLIT	CRESSON	ENDIVE
TOPINAMBOUR	CONCOMBRE			

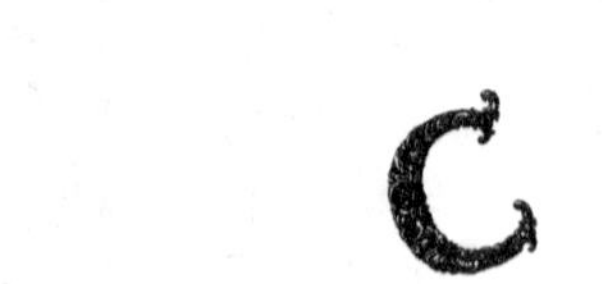
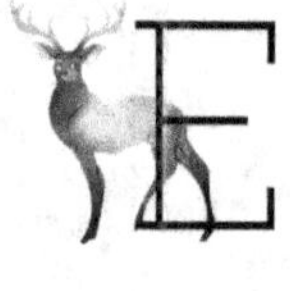
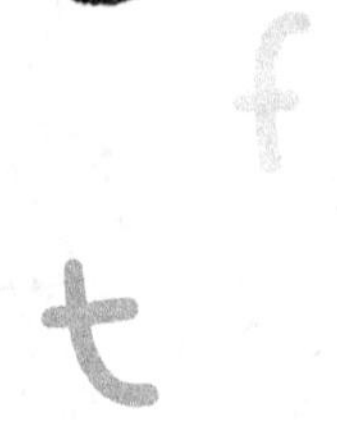
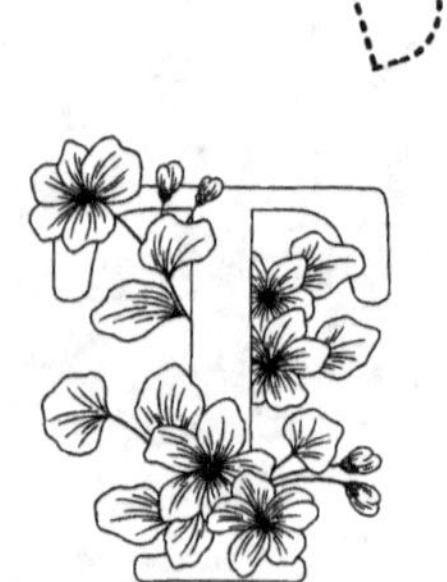

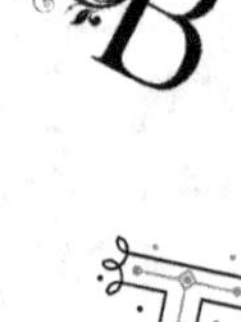
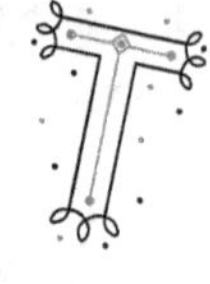

LES ALIMENTS DOUDOU

La consommation des aliments réconfortants est un comportement typique en période de stress émotionnel ou de crise.

Faites une liste des aliments doudou que vous avez tendance à consommer et que vous aimerez limiter.

Maintenant faites une liste d'aliments sains que vous aimez et qui peuvent substituer ces aliments réconfortants de votre liste qui sont riches en graisses, sucre ou sel.

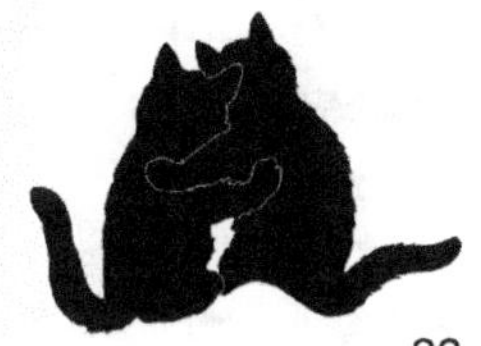

LE TUBE DIGESTIF

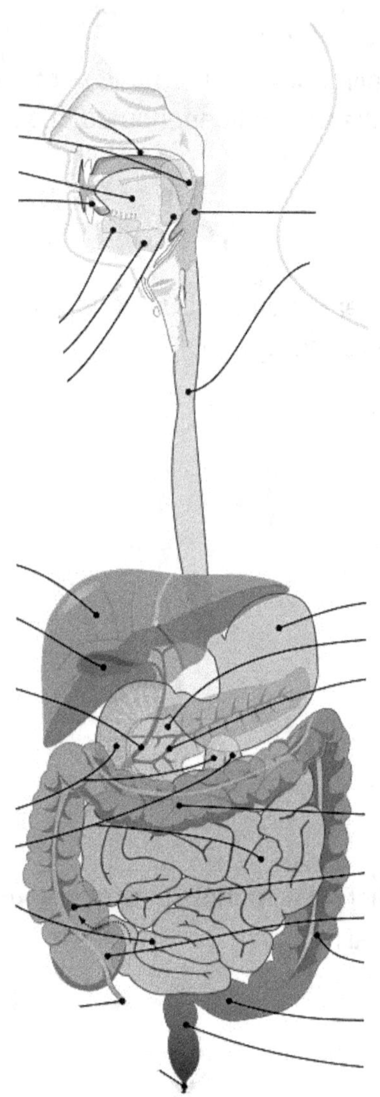

Écrivez chaque mot de la liste au bon endroit

Pharynx
Œsophage
Buche
Côlon sigmoïde
Gros intestin
Palais
Appendice
Luette
Cæcum
Pancréas
Langue
Canal cholédoque

Foie
Côlon descendant
Glandes salivaires
Sublingual
Rectum
Submandibulaire
Parotide

Anus
Dents
Estomac
Côlon ascendant
Canal pancréatique
Vésicule biliaire
Côlon transverse
Intestin grêle
Duodénum
Jéjunum
Iléum

MOTS COUPÉS

Jeu de réflexion : retrouvez toutes les combinaisons possibles de mots de 2 syllabes

BLE	**BRE**	**CHA**	**CRO**
FRA	**GOU**	**GRA**	**LAI**
LET	**NGE**	**PPE**	**ROU**
SSE	**STE**	**TON**	**TTE**

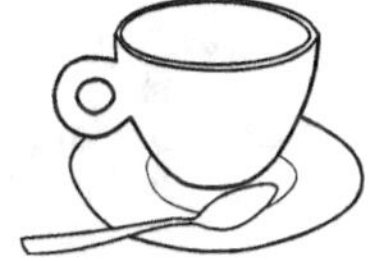

LES LÉGUMES D'AUTOMNE

DIRECTION DES MOTS → ↑ ← ↓ ↘ ↗ ↖ ↙

```
L X C H I C O R E E W J K G J I J N I P
Y P K B J T Y N N E Z Z D H L G J J S Y
A C G Z V X C B V N D N N C J W H P I D
E I M Q D V N S I I S I V R E H C M P J
B T P K X Y A I N H C I M H L L A C R C
S R B O M E T U U P Y A S Z F C B X W H
L O E U M O M F W O D L S G H W D L O D
U U D O S V F U Q T E G V E P W V L X R
U I A N A N P T X S Z Y A L G R C C T E
M L M V L Z C G S I T L R N W E E Y W J
Z L J L S Q R N R R Y U A E T H P P L L
Q E L O I H O E P H Q C N T W L W M Y D
H I Y C F J M S O C I X O R P P X M F L
U E H M I N C N T U T R H L E R J C J L
Z Z P R S L Z I I Y A F E D B T O J D T
V J H G H V X G R C X U G B P U T R B L
Q T Q B E Z R U O G R S D W R G K U H Q
F O K D A C H S N O N X T G D C U D B I
S K T Z W D L H T X K O E O D R J H J X
Z F C J W V O E Y C L I F P S V V S I I
```

BUTTERNUT   CHERVIS   CHICOREE   CITROUILLE   CHRISTOPHINE

COURGE   GINSENG   MACHE   PLEUROTE   POTIRON

SALSIFIS   CAROTTE

LES ACIDES GRAS OMÉGA-3

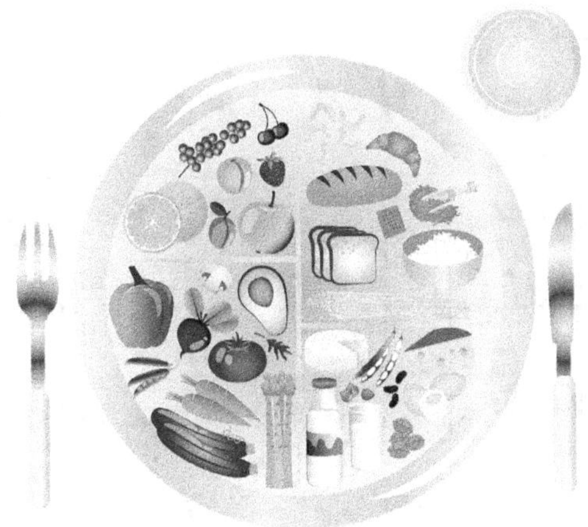

BROUILLAGE

1 RENHGA

2 RAEUQEUMA

3 ESNIRDAS

4 NMAUSO

5 HONT

6 ETUIRT

7 OYAS

8 OOEE-LEGBXNN-IRD

9 RELA-IIED-GSNN

10 -E-HRAGNCDRAESIVNE

11 HEI-NUILELD-

12 DAEOHNULA-IELC-

13 N-IEIEHDXOUL-

14 E--SIODYHEUAL

15 -SF-SUDUOMŒNAE

LES POISSONS

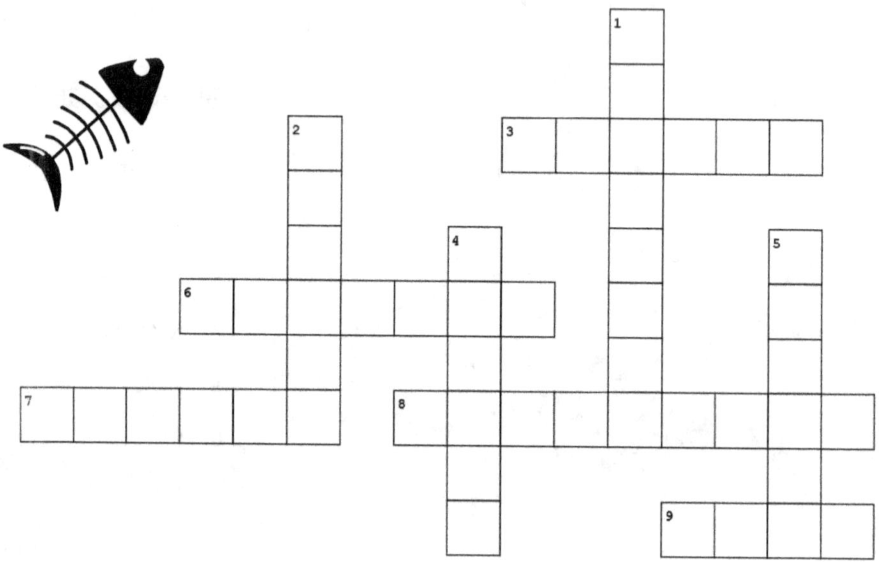

Horizontalement

3. Le chouchou des grands chefs
6. Un poisson des mers froides très souvent consommé fumé
7. Passe une partie de sa vie en mer, puis il vient pondre en rivière
8. L'un des poissons gras les plus riches en oméga 3
9. Très maigre, pas cher et quasiment sans arêtes

Verticalement

1. Morue séchée au soleil
2. L'un des poissons préférés des enfants
4. Un poisson particulièrement maigre
5. Espèce de poissons de bonne qualité gustative

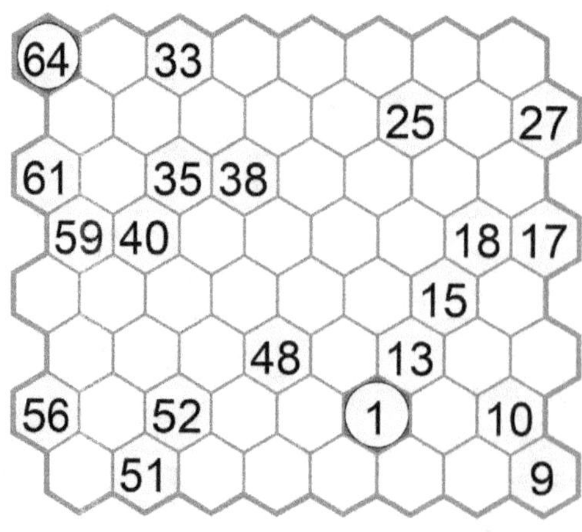

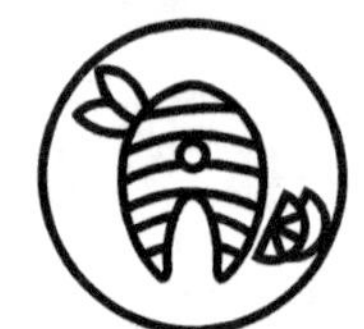

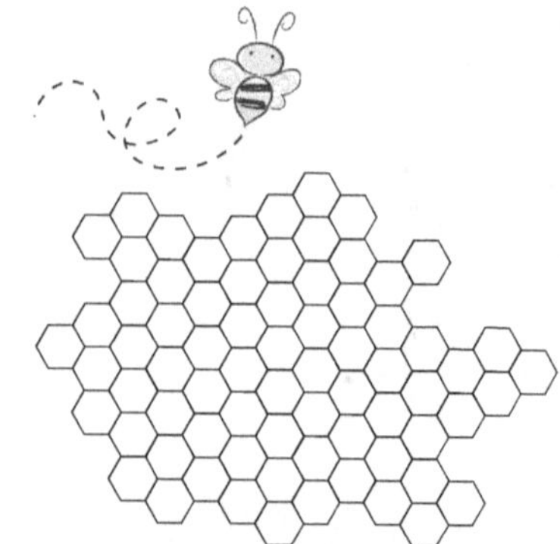

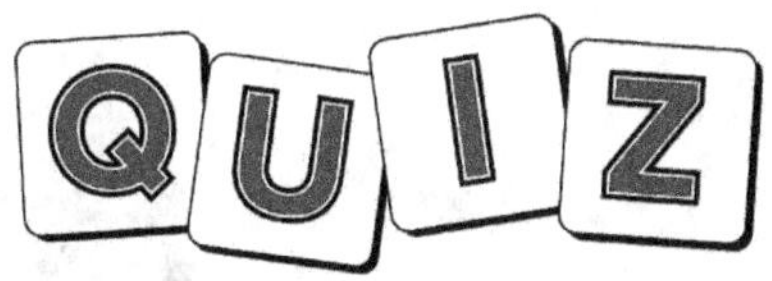

Vous aimez le poisson, alors vous pouvez en consommer deux portions de poisson gras par semaine.

TOUTEFOIS, QUELLES RECOMMANDATIONS DOIT-ON RESPECTER ?

a) Varier les espèces

b) Varier les lieux (habitats des poissons ou élevages et approvisionnements)

c) Consommer du poisson en conserve contenant peu ou pas de sodium ajouté

d) Tout cela à la fois

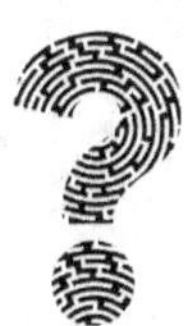

QUELS POISSONS CONTIENNENT TRÈS PEU DE MERCURE ?

a) Hareng

c) Lotte

b) Meunier

d) Perchaude

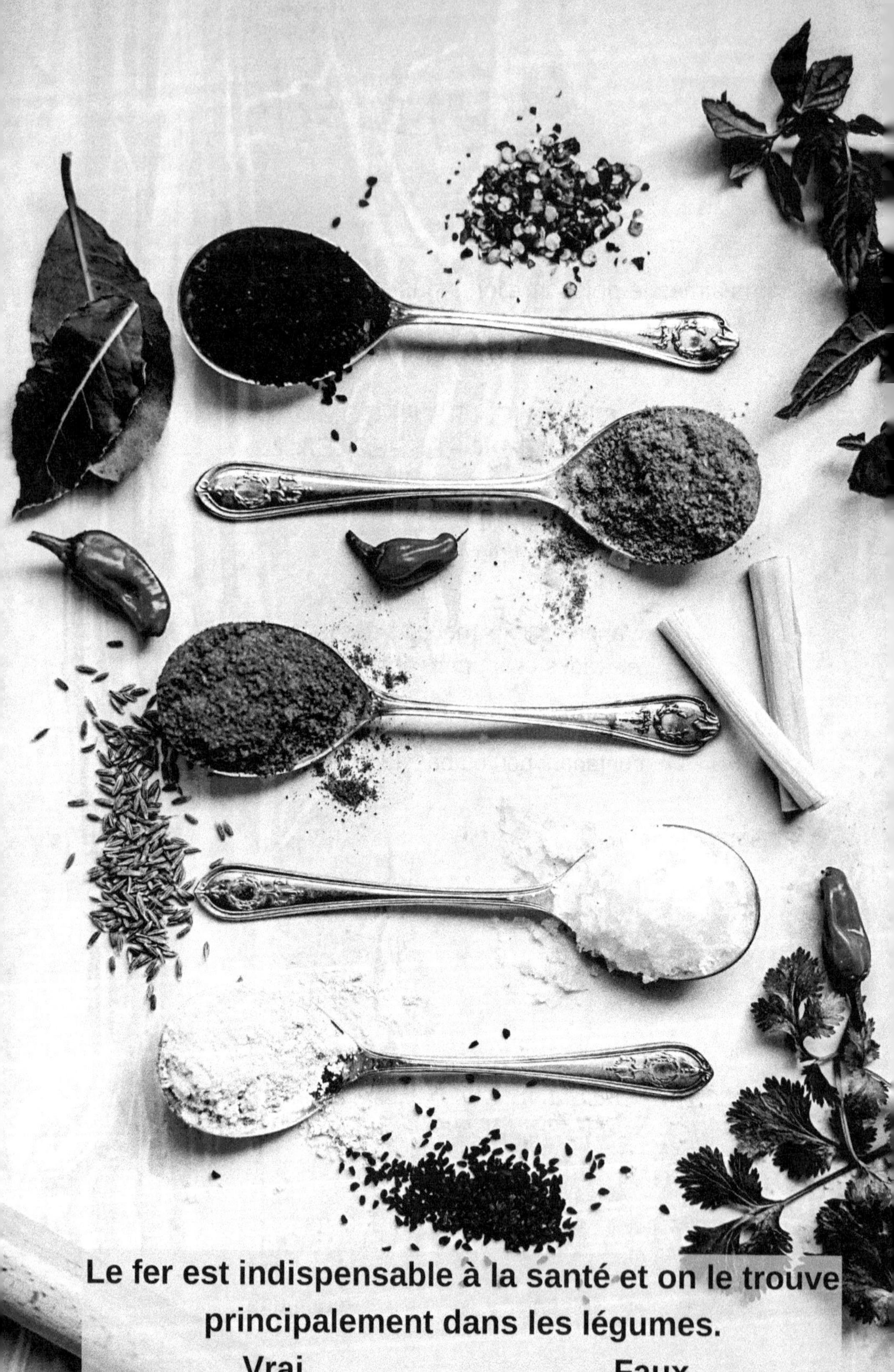
Le fer est indispensable à la santé et on le trouve
principalement dans les légumes.
Vrai   Faux

LES LÉGUMES D'HIVER

DIRECTION DES MOTS → ↑ ← ↓ ↘ ↗ ↘ ↙

Y N Y N B C R E I P R U O P N X M N R E
K I Y H G P I Q Q A F H D J S C H E Z K
Z O F L Y U C N R U T A B A G A K O Z E
S Y R M T R V L J U B G D M V V P Z G T
D T D F J V W I W I H M J J W V A P M F
E N B D R Y H K W D U C P N Y B B X F E
C I V Y O I H C C I D A R N J L L A M
C B K J N Y W N S K E T P N Q F J L H T
H X V N C D L Q L S N S I T I Q K K S V
A Z W I X K L A D O B I F J T O A I A X
M C E A C T Z L C Q U A V V Z R B F U M
P X F K P D R A A R T O W E P A P K Q B
I S W E C Y Y W P C T C L L U T A M S O
G M N Y S T N W W B E N A H Q R N B Q D
N W N O R V F Q I N R C R O S N E N I V
O U K H Z L N X M S N E L O R A C S L A
N L Z K B M E Y N H U F W T F T G L M S
C T H B G Q C S C P T Y L H V H R V O J
B V E Z D O X W J V G Y S I A N A P M E
T Z E F F U R T Y P C M B N O N T Q F F

BUTTERNUT	CROSNE	SQUASH	TRUFFE	SCAROLE
YACON	TARO	RADICCHIO	RUTABAGA	POURPIER
PANAIS	CHAMPIGNON			

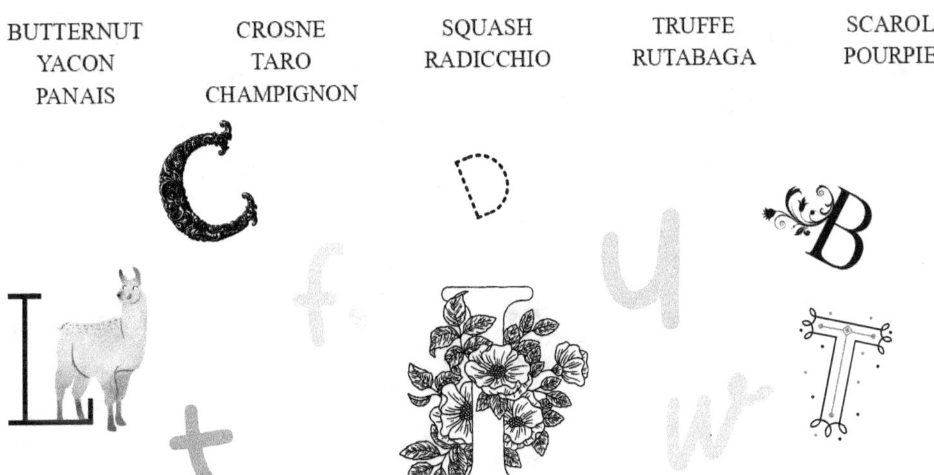

UN MODE DE VIE SAIN

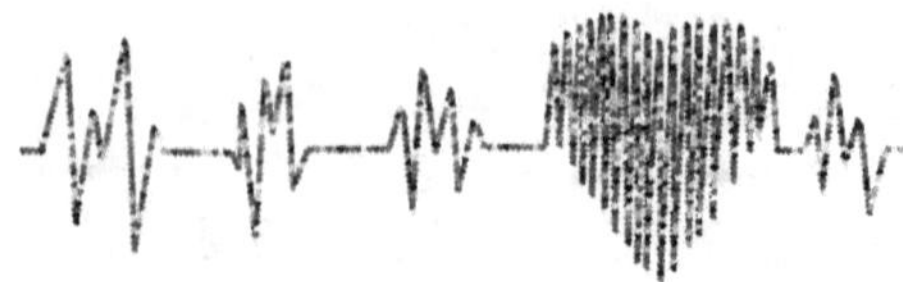

Avoir une saine alimentation, c'est très bien, mais insuffisant pour un mode de vie sain. Listes d'autres facteurs qui influencent la santé.

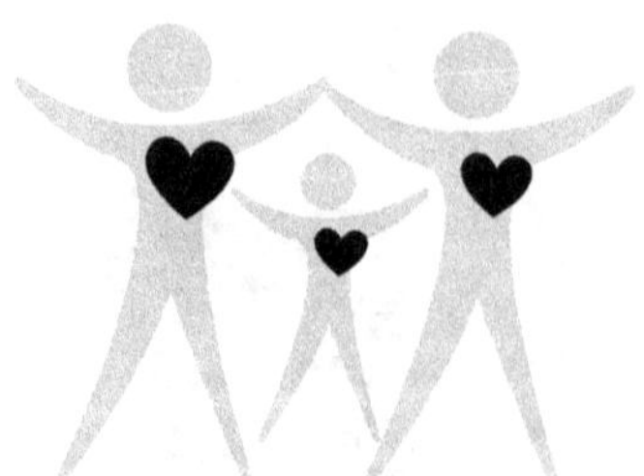

LES ADDITIFS ALIMENTAIRES

Reliez la catégorie d'additifs à la description correspondante

- Les E 100

- Les E 200 et E 300
- Les E 400

- Les E 500
- Les E 600

- Les E 900
- Les E 1000

- Agents de texture (émulsifiants, gélifiants, épaississants, stabilisants, antimoussants, humectant)
- Les colorants
- Enzymes invertases ; lysozyme(conservateur naturel du blanc d'œuf)
- Exhausteurs de gout
- Agents d'enrobage, gaz propulseur et gaz d'emballage, édulcorants intenses
- Acidifiants
- Conservateurs = antioxydants, acidifiants, correcteurs d'acidité et quelques exhausteurs de gout

À LA RECHERCHE DES VOYELLES DISPARUES

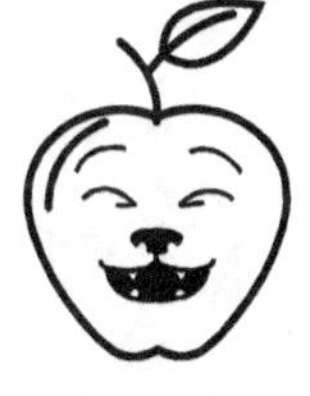

Fruits et expressions

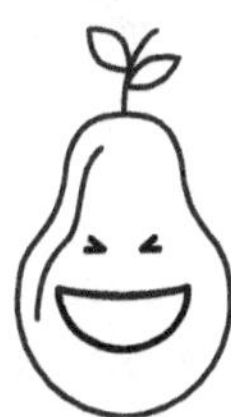

HT CMM TRS PMMS
L VR ST DNS L FRT
PRNDR N PRN
NTR L PR T L FRMG
GRDR N PR PR L SF
CPR L PR N DX
TRR LS MRRNS D F
S FNDR L PR
S'N SCR CMM D'N GGN
M-FG, M-RSN

MOTS COUPÉS

Jeu de réflexion : retrouvez toutes les combinaisons possibles de mots de 2 syllabes

ANT	BER	BOU	ETA
FIL	GAL	GER	GRE
GUE	LAN	LIN	LON
MAN	MER	TIS	VEN

LES ALIMENTS RICHES EN VITAMINE C

DIRECTION DES MOTS → ↑ ← ↓ ↘ ↗ ↖ ↙

```
R W R B Q T G C M B X W K V C A S S I S
O C S U C A R A M B O L E T A L Q A A E
E Q A Q R M H B C D N C D F T G K R N B
Q F N N M T R Y P N B D F S E J T G D T
J H A Z F W I Y U R O H S F D N T A S U
M B N J S F Q F O D T D Y E U O D O T H
K R A Z N I O C E P L A O J G I D B C G
I I J W M Q O N P I Z I O H S N D X D G
W G N J L J O P D S P C C R O A X C I
L W P I I X W S L E W M N M P O U R P N
C Z U F Y E B G I S R H M E M O N F O E
O G O M R V D P P N W D I C G W L Y V Z
Y G L M E A R A M O S E S I A R F K C O
A Z A K U Y X P I R N C S U B F H D O I
N L T U G O Z A C V E V X N P W F Q C Q
H Q N G N G N Y W I M F A Y J D I E V S
F Q A B A L U E S O D X N A X B O Z C L
H A C G M H S R J P E R I A T K E M Z L
Q X J J F I B R N Z A A Q A B I P L R M
S U V J G Q B L R W Y F O F D M V J E E
```

ORANGES	FRAISES	KIWI	BROCOLI	POIVRONS
CASSIS	CYNORHODON	GOYAVE	PAPAYE	MANGUE
ANANAS	CARAMBOLE	CANTALOUP		

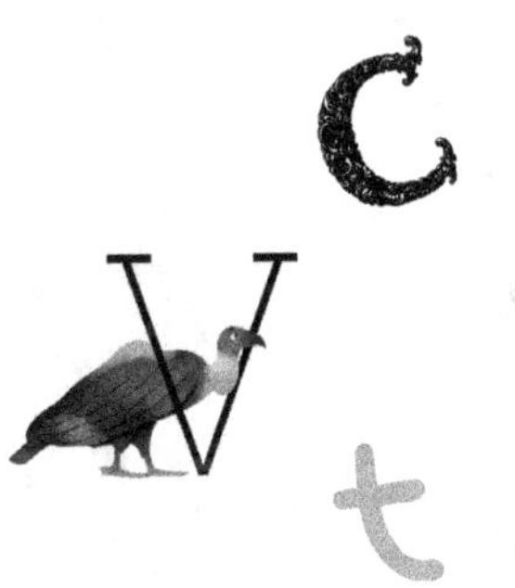

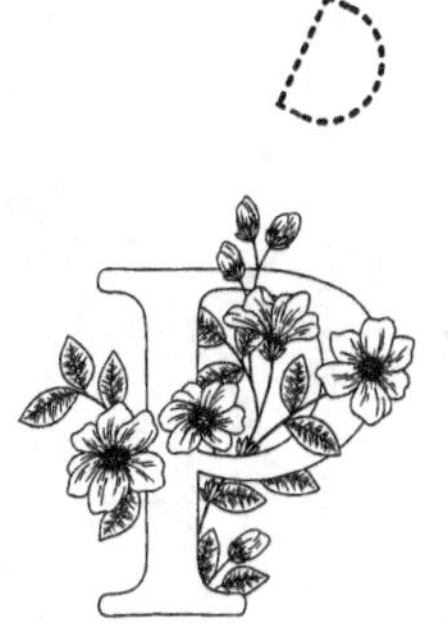

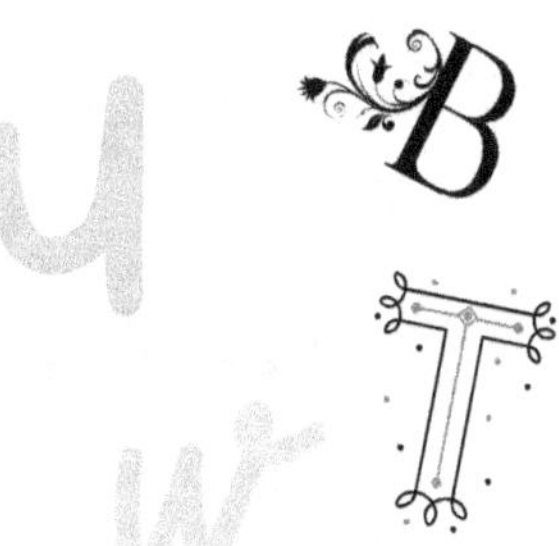

LES SUBSTITUTS DU SUCRE

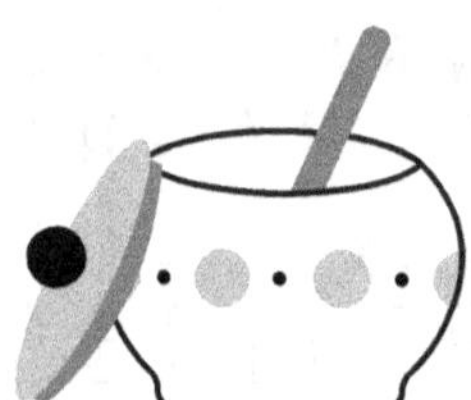

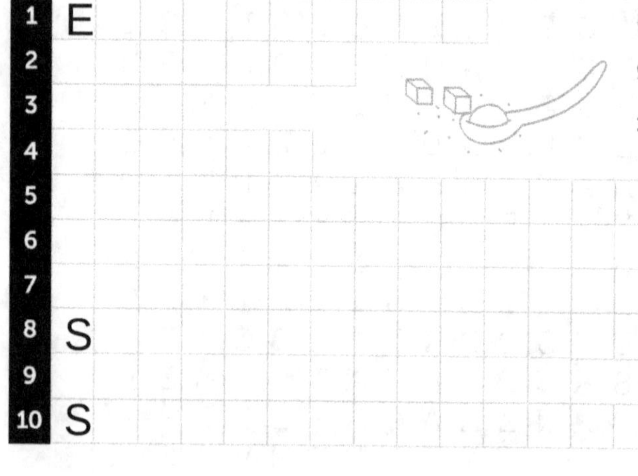

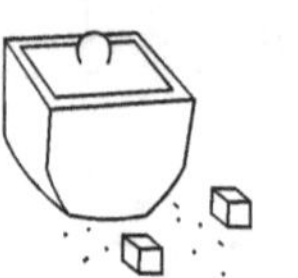

Donnez trois exemples de sucres naturels et trois exemples de sucres transformés :

UNE ALIMENTATION VARIÉE

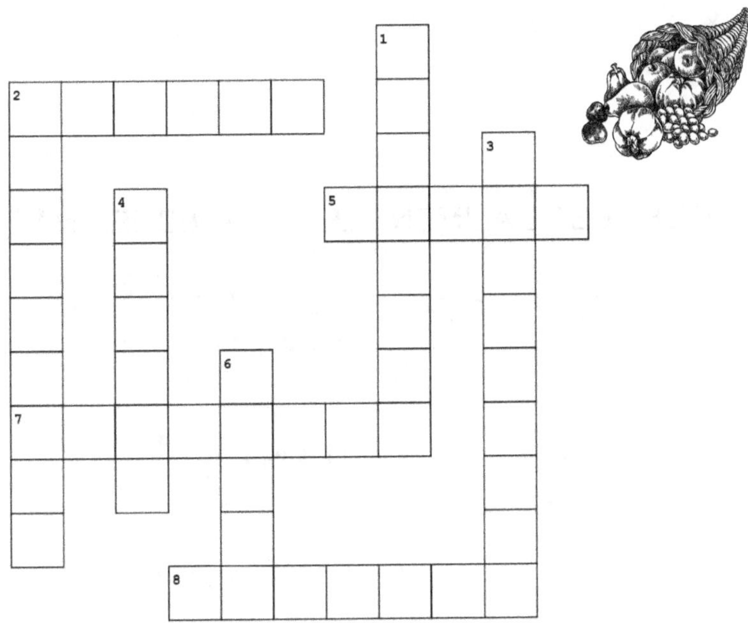

Horizontalement

2. Charcuterie en forme de saucisse
5. On la met dans la dinde
7. Tranches de pain recouvertes de beurre, de confiture…
8. Sorte de gâteau plat

Verticalement

1. Pâtisseries très légères faite de pâte échaudée
2. Tranches de pain séchées au four
3. Petit crustacé
4. Gros crustacé
6. Tarte sablée garnie de tomates, d'anchois, d'olives, de fromage... spécialité italienne

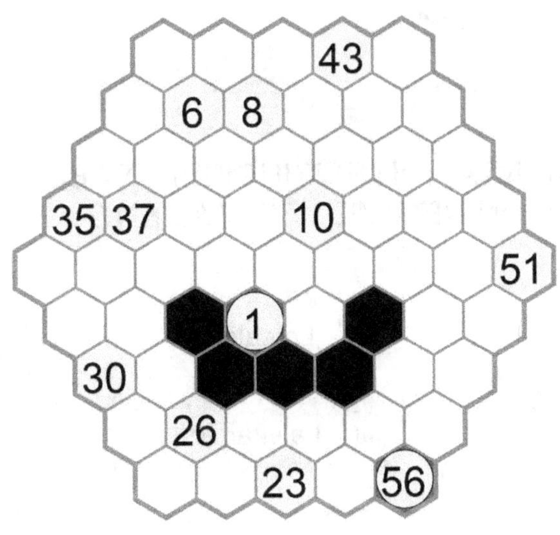

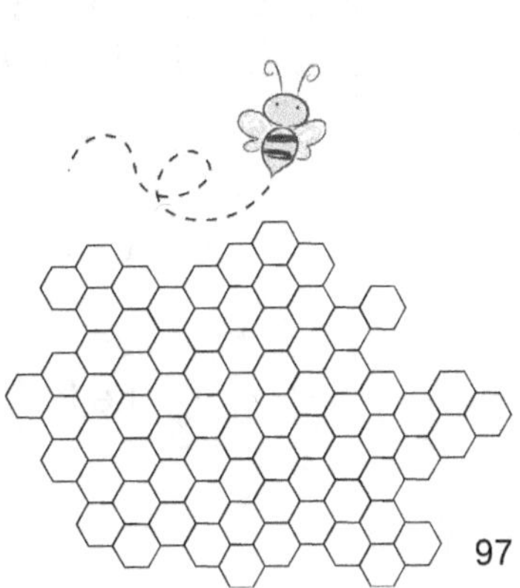

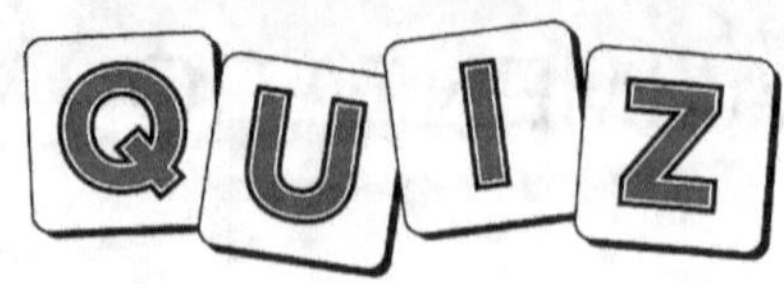

QUEL EST L'ALIMENT LE PLUS RICHE EN VITAMINE C ?

(a) L'orange

(b) Le kiwi

(c) Le poivron jaune

(d) Le chou-fleur

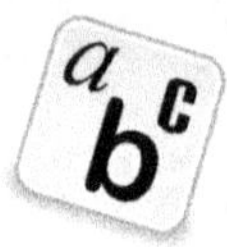

QUELLE SUPPLÉMENTATION EST INDISPENSABLE DANS LE CAS D'UN RÉGIME VÉGÉTALIEN ?

(a) La vitamine B12

(c) Le calcium

(b) Le fer

(d) La vitamine E

SOLUTIONS - MOTS CROISÉS

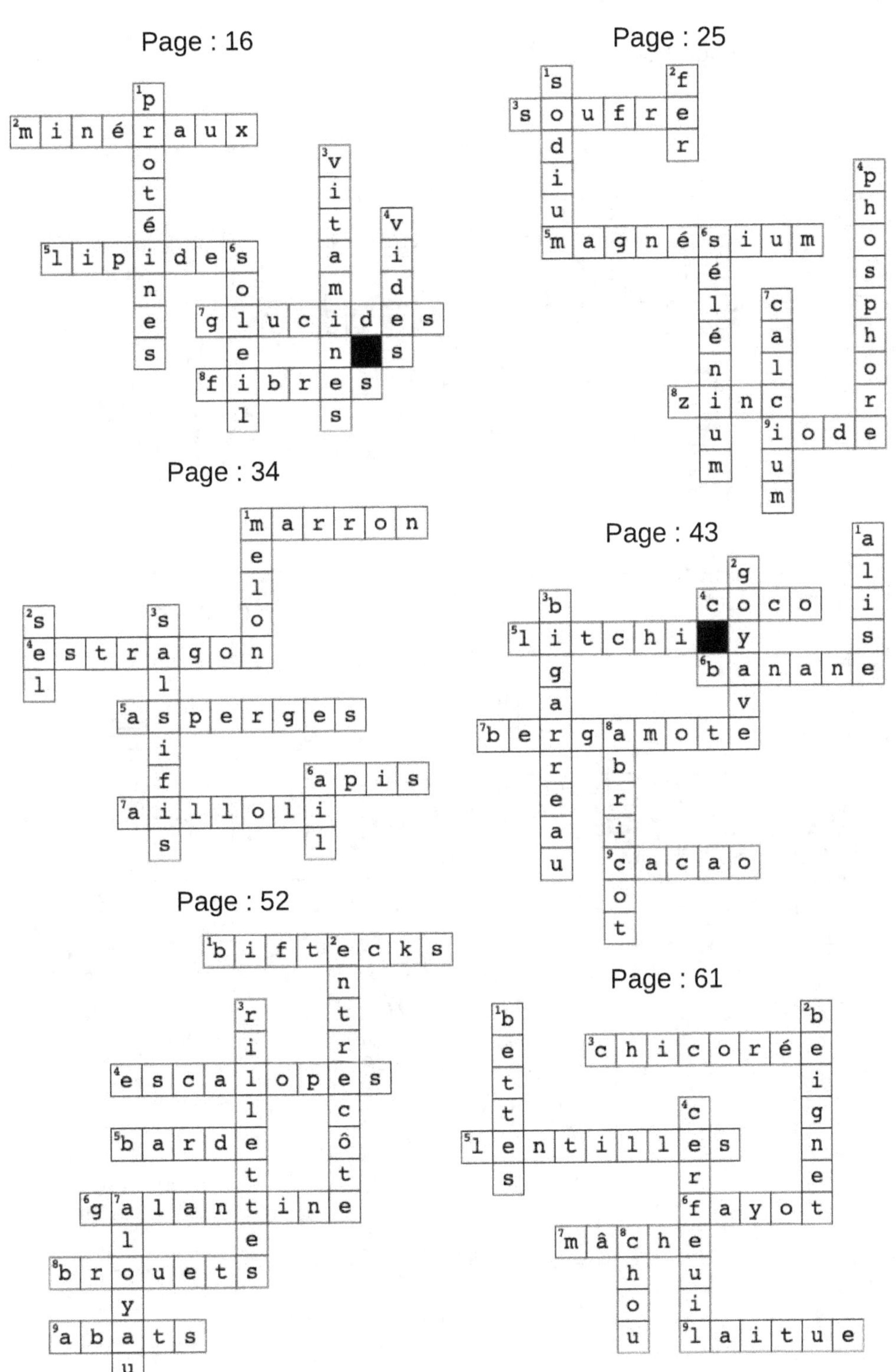

Page : 16

Page : 25

Page : 34

Page : 43

Page : 52

Page : 61

SOLUTIONS - MOTS CROISÉS

Page : 66

Page : 70

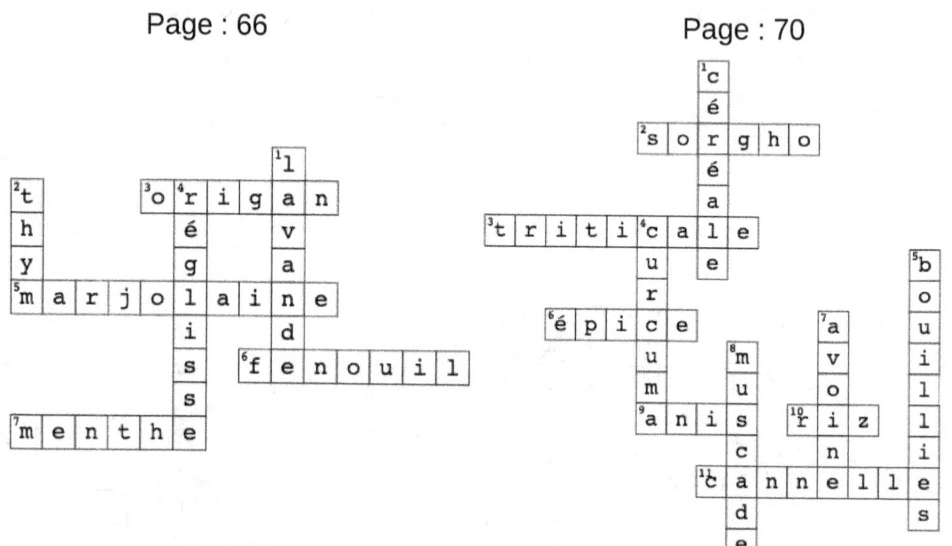

Page : 79

Page : 88

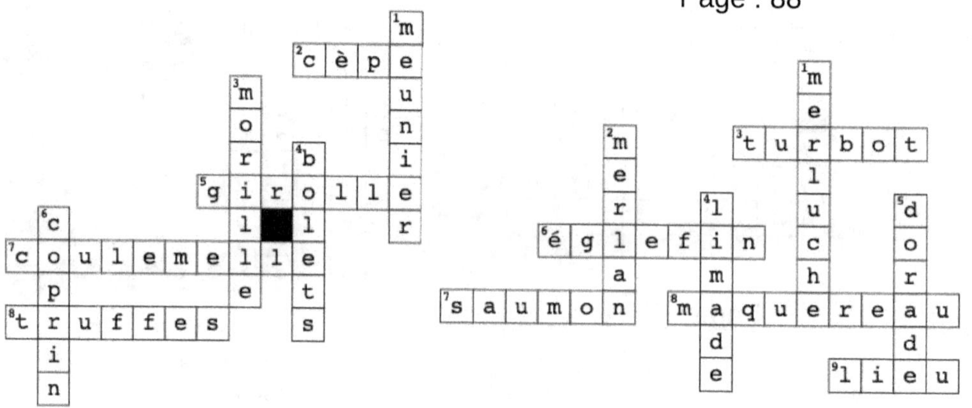

Page : 97

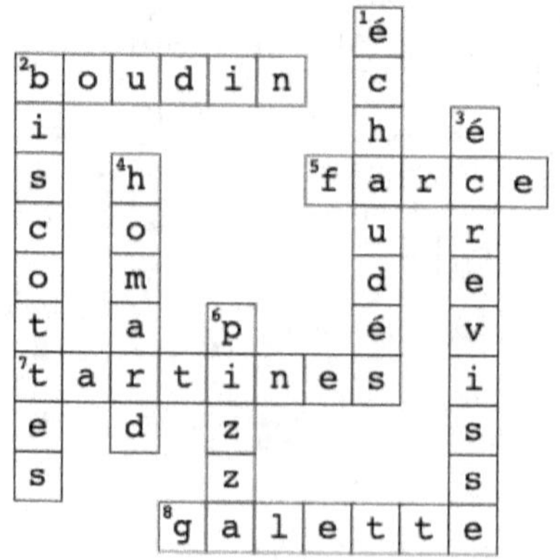

SOLUTIONS - MOTS MÊLÉS

Page : 10

```
Y H X S T O I Z P K U H S B B Y C K F T
C W L U G Y P C D P W L G E F V L G P I
J X C K L W F P L U M O R K G G X S G X
O U G L L H M H E E U C N T U Y K M J M
K A Q R M S A S V J E N O Z S E N N A O
L A J R H Y I K A P L T I N O Y H N G P
D C N U K S Z E I H G I P G R J M M K Y
K A M A U U E N N Q I L X C G A I V H F
O J O U Q U N I Q T E A I M H I B L V Y
Z P O P P C A S Q C S P I M O V W Y E O
Q K T G A Q F A E E B O L S X R T I G G
A M U D T O L R P T E L L I M U X L P C
J M E Q A Y S R E A K I R B Q T H S K O
F K G C V T Y A A U H Q I L L S K E T Y
F W R N G S Z S U J F I Q E M N O U I B
A V O I N E K O T G J E N I R A F M S K
T J F Q B T J M R T V O L N X S M F O A
C H G F J S O A E Z Y Y G U V F U M D Q
G N V T B G I I I N I F D X Y N I M O C
F X F G D L V S R T D P O M H J G P H R
```

Page : 14

```
K E G T B R R N Z E S I A T N E L O P Q
Z E H H P R U O H G L U O B C Y U D E N
G R S S E T A P A P F M D N O S D Y U Z
U U A O N I U Q C H I X K C I C H I P S
F L C P F I O F O B S T X Y N H C N R P
F E F D B S A J I I V T M Z A L A T G F
Z P P N R A H S P S Y F E E M T E G E M
C A O X W U J E A C Z C K J A T J E M I
Q H Q S B I L O T O Y R K S B L I K B I
Y C V P D U Z V J T O O V P S F K D D O
X H L W R T Y K H T S Z S Z Z Y X W M X
K E L U O M E S B E N E Q D B P G R C H
O J D H J S Y M C S L T G Q B J C B I A
I G O X K O Z W A U G G S P U X Q W P N
V P A I N Y Q O B Q G T T D Z K T G H D
H X W W G D J H W X Y T G E W F T Z P A
V K J N F S B Y Y O N B E K R O Z Q A M
F X I V O F L Y P L N Q R P A N S N P G
P Z N L W J V H G U S U E L M F I D B J
W Q B O L W V J W B B Z I R E Z Q S K M
```

Page : 19

```
N L A U R J P F L A G E O L E T W A H Z
H F L A G E O L E T S Q E N T Q X I D W
C C L O L J I E Z I Y V B V I O Q I W F
Y L K X A A S N S F R W A V L L F X H D
C D N Y L K H M I C Z M I P F Y L Q F R
M A Q D U T R Q N I E B E S R X A M J U
U X O G W P X O N U G G R B Z S A T S S
I L H L R C A C A H U E T E X U J O N E
R U V V Y D G L I G F S E W X Q O C M L
A Z Z N K F O C N T H Z O L B A S I W L
O E X M B I V I K V Z X B G Z V O R O I
K R F E V E V E S C E S L G K W Y A N T
I N R P B O P M D U H R Z V E B V H M N
E E I G W Y J B J E S G L V A P Q H K E
R M Y F W M A U M D Q U R X H L S D Y L
Q A R A C H I D E E H L U H Y U E A K R
A Z O U K J B H O X N Z J T P P U M Y T
K S P K U B N A A M C W Y N X I L I W B
N E G T Z F X X V Q C Y B T T N O G F J
T F B U B E B Y A R M Z G I F S I N C R
```

Page : 23

```
U I S G D U V M Q A L L E T U N A Y A L
D X Y N E L Z O D D K D L O K P E D B C
Q S X C R T J X X D H K G A G C P M N Q
D B F L E E G E F B C Q G C G L N B P A
E V X D M U F N V F W L V A U I E R R C
D G N V O W X M R B C H Y C I G D R A B
M U H M L N R G L X G L Y S M W M C L I
Z Y D Q E G V Z S X L E F W A Q Z Y I O
X Z S C Q E E Z G X U I X V U S I A N F
D W P X K L R E B S C M Y P V M U F Y V
K A E I J A G J R P O N G C E O J L Y T
X C C V M T E Y F B S E S P B X L V F E
X H U T T I O O Z X E T U R S M A R W M
S W L V L N I Z I X I G C V B Y G B R D
I H O O J E S B U L D C R Y W G C Q E S
I B O F O D E J P T D M E G R L S V C A
E L S R K E V A G A O L F E J V J X F T
G B B R K D I Z G C H O C O L A T G K F
H M E J C B Z D C A S S O N A D E L S B
L A G K V W W E D C K V J L T L E U K I
```

SOLUTIONS - MOTS MÊLÉS

Page : 28

```
A H V S B A K E L L E N N A C B C J J T
Z F A K S N O A R M X J C S J I B T F U
P H J F A F A Q S R P O I V R E X D P V
X T I M F T Q L Y A N Z F G B S R C F L
S A X O R M F Q W S Y W A B D G J A A V
E N R V A Q X E T J I H Y J U C A R V I
E D O K N Q V J W D D X D E J J M D L L
S O P M K R L K M A S S A L A E Z A K Z
S O I U R S C H Y M M R H M C N A M M D
I R Z S M F P P C G R B L Y A A A O D A
L I J C I G X U U B P B J P C I T M D M
G Y T A E L L I N A V N P H X D A E S U
E U R D W N W N Q G B Y A I E A R C N C
R D V E W Q M S U G X J P X W B R H I R
B A R P Y C Z B I U B Y R P L N A I M U
U X C K T E T P U P X H I O R F N L U C
J T B J D L L V E J D N K M F Q I I C X
X K N U V X B C K F E C A D U W S C D K
N C D Q X C W P D B L E A Y N Y R R U C
X D L M K H X H B V I U T B B P F K I F
```

Page : 32

```
J W R L S Q M X D P F N V M H W I Q E Q
X V G A Z T J V J M T F P W Q O M I B L
T T I J C C Y G L M R F A A V F P S M J
U E P S M C O H U S U N Z K N I Z O A L
F W U L F B M Q X Q O X T A H F W Y R C
R I X A E T S G K A A B I N E C O J O S
C C X R G P U V G Y Y O A Q P G D U I G
A U O W E R R U E B A B L Q O U V Y L R
N G S J Y I U B A W F L Y V I A N E L E
C N D X V R V R M X L K D E S V R W E B
O F X U V T A H T I V G M K S U N W S L
I D E S I K P K V Q M Q L J E Q H Q Y O
L I E W K Z G P A F V R V L S S O R S C
L D N G N R S T T G O R G O N Z O L A H
O L M C R E M E E M O Z Z A R E L L A O
T A I M C A H H F A E M C C P I J Q Q N
T T Q L Z Z O F F E B V Z I Q N R H G P
E N Q U X B E S Q E L A T N E M M E S M
F A L T J M E U V E Y F J Q Y L K Q H F
K C X D R E S W K U J S O T I E X Q U G
```

Page : 37

```
F E F P L I E W X T E A A D B T I E B I
N Y I W U B S N U J B R O C H E T U Y H
P E R C H E A M A X H M E R L U T V S L
W J Z Q A H F L C E S P A D O N F P E E
F W Y R Q J M K S J S J B A R B U E U U
L O T T E M E F V V M O T M Q O D E A R
P A E Y M E A A N G U I L L E D O X E O
Y N O Z H R J R T H O N Q E C U R N R M
W S G Z L L Z V J A Q S N Z R A A T E W
D S C R W A A S E A O I I C K L D E U M
K K A I E N J T D E Q O L A P L E S Q E
R N K U J N B S U D F H O R O I Z S A E
E R O Q M O A A G S L C C P F B Q A M D
A E X F K O X D C M K N M E J A B C T N
T Y I Q V Y N K I H T A Q O K C R S R A
P E R N X X K D M E A U O X Y U K A U M
Y Y T A S A N D R E R R R N D W P R I I
Z R S B I A F C S A J E E B Z N M Z T L
G A A I E E S A R D I N E N O M G Q E P
A B R O U S S E T T E R C N G T V H K V
```

Page : 41

```
Y B K S N L J M N E B D G D E V I M A F
E H B C Z P I O B C Z S A Q I K Z R L S
B Z C A N Z Z O S X M E N D B H V M C B
A P W M P F Y P Y E D V G M D L T B Y M
R O O P K B W B I V R A W S P Y U N E K
C I D I I F S E S G L U E D C I P I Y F
O Z V V H G H L A Q X O T E R B M J R I
F H Q N S P E C B D P W S D J W I B Q P
T T O C E A C N M T O Z U R H Q M Z M C
O H L C B W R O A B U F O U X L I O V W
U J C A I L E T G V L R G O L U R W Z K
P O R M G Z V E K H P D N L H V U B Z Q
R M Q X O O I P S I E R A A U E S P G T
A I G Y R V S X N J Z A L P I L D M V U
I T I O N J S C A L A M A R T U R S P J
R F Z P E X E J K I X O F A R O E J M D
E J M Q A O O Y Z B H H N R E M Z J P C
S D P L U Q L Y Z Z V C Y Y G D C U L M
C H H J Y Z T T I Q O L Z H Z T P J P U
P E T T E V E R C P R A B Q P L H X J R
```

SOLUTIONS - MOTS MÊLÉS

Page : 46

```
W A V X Y Z E C K Z Q L C Q B D E P A R
Q S P A L G A H C Y P O A K B G N K G F
N L O J N B O E V S O D B L O Y W Q N E
R J U O L J Y V F S R H A A E E N F E D
Q Q L K C Y E R X R C N T J U D I O A A
H I E I F X D E P X P S S F F Y E D U T
H G T A A H N U I L K R Y W U B O O K N
M U V B I J I I G M Q M R L B T Q K K I
S A O P S P D L E H K D N M L S M R D P
U E B D A E B K O W K C F P A E W E R I
G V E Q N U S G N X O Q Z R V D B I A C
W Y Y A S T T N C B J Z E M E J D L N J
X A A D J M F R F Y Z P F F H F P G A S
X J P G T C A L K O E J A J C F G N C B
Z M Y Q L Q Z O I N W T E S Y E O A M D
K Y R H H C G Q N V Q M O U T O N S M S
K T V L A P I N E S S A C E B I F Z L F
Q O Z P Q S R B H F Q O Y F T E S U J M
D K O Y Q S M D T G F A X X I R L M P B
C O Q U E L E T P E R D R E A U R S N U
```

Page : 50

```
Q S L X O R K I G Z I Y I O H E Y A Y T
F D S F H G Z J K J X J Z P P Y U B D J
X T H E C I S G E Y I X W V O V I J M S
X E H O S I V Z M A K H B K P W L J W F
S C I E K Z W B V B Y Y B D I C A F E H
W X U A E Q T I Y X S H K B A B L O H S
Q K B Q Y C U D K N V X R I F E K Y B P
S H J P U S X Y L N X Q N E C T A R B T
O U C S F Z K P G C Y G C U X H S S Z P
D H Y K R E N I D A N E R G I C I M E X
A E O B H O A D S F Z Q A S U D R O C Y
X E T D U T T O H G K Y F G N R O O M U
V S X A Q J Y J W W U H X Y H A P T M S
N O L O S Z T A B G J N H S V C E H V Q
H G P V X E V E T J W V C U V T E I Z I
A Z Q S N L I M O N A D E J F A E E P E
Z U H T T C M S B Y Z D O F I I Q O J T
R C X S O S S T W W T T N M B C U R P T
U B C R W L R J G H F E M J I L Z A B H
T S O B X S X K B F X R H M N L I F G V
```

Page : 55

```
N T O R T E P S E V V I N O C R N C F E
R O T F R V E E S U B E U Q R A O Q D E
L M V J M U L N V V Y G S M P I I X V N
P D R L N S L M M F B K Z E N W L A G I
X O F A P Z F G U I E O S T S G G T A L
O Z C M M Q L O P N C Z R I Y W C C N E
L Y E B A U T E G E R E H V H O J H I H
L F U I U Y N A D W A L E G I W Z A R C
E Y G G N E P R N U Y L Q N R O B R E I
C N T G G M A G Z E X R T E L O E T L M
N R X B A T N S C I D R E X V R N R Q W
O H J H I C X X V Z E I A E G H E E Z U
M R C N N I L L R A O K R I I P D U L J
I W E X L S P E U D A M O N F M I S P C
L W Z T I H B A K K O U K M E A C E G A
Z T F Z Z X E P D U I H P A A W T Z L N
B P T T A O S O T W C R X Z W K I A G G
X L V I R U V H E O B W H S O S N U R O
K E K R R S U E Y X R I G D A P E O A C
Z P C V A Y A G B L R H P S W Q K Y F D
```

Page : 59

```
Y T S E G H U Y O Y C V Z U I F N F S V
K T S S Y X T G G B M A Q N T Z Q S E J
N Q U Y E Z E O H X T Z S Z O X G A Q L
I E N I R A T C E N A H X S C U L D I W
R C U B E S I R E C A B E M I D Q S E U
S T N N R X Q Z L X S G X N R S X S T A
B F H P R U N E A U X R F W B D I O Q L
H G B X V B Z N D U I L N O A A W P R I
M K Y A C P Q B O V L R O J R E S Q I F
T P W L O X U K W T A H L F M U O V H H
P Q Q O N O N G U R B P E Z A Q T K S P
R D C R C G O L R G E R M V I E M G A Y
U K U E U P M X E O V O U A L T H M N A
N E O C B N H I V L S W M V U S Z C Y Q
E H Y A W I P U Q H L E R R N A X X R X
H C A Q V L J K X S S I I D E P C J M G
L E V B N T G M U E K G T L Z E R G P S
Q P F R A M B O I S E E V R L I I T L V
O T U G C C O O K Z K T H C Y E S C W J
L L F M J U M I R A B E L L E M S Y Z F
```

SOLUTIONS - MOTS MÊLÉS

Page : 64

```
Y P Y E C D N Y H F M A U L T T P B W L
W Z K U H D H N X P Z E D W K O K Y M M
Z A B I M Y K G X F I P I C M Q L G T G
Q I N O W L U M I M U X I E K P Q B E M
I N E A A I L N C F I Z L L K B T U V X
V E K S N U E K C I O O K I A H Y H E H
L T B P S A A I S L S J A N R V E W O P
T C T R U U S E O F I G I E S H C L B O
O W A M A R O L I O K R B C P V G A W M
F D D R J B E M S B A V G N R H M T S M
Z X R K O A U D E M R V I D U I D L O E
J X G H F U Q H A L Q U J K N I V R A T
U I D G T U B T R H P C C C E X T F O H
R Q T D K Q V E Y B K M B H A R N B J F
F M F C E O I A D U R I A N U C E B S C
R C L R P C O W I G A Q H P X D U H Y P
X S W M X W A V A B M O C D Y Y K I E D
K E P Y K H D R Y C S Y C N N B Z X K K
R E P N H K R D Z T R W O O T Y V A N Y
W O G R V H C O C L M N W M D K O Q G L
```

Page : 68

```
W B U A E R U S J C K T M V C F K I Q V
B W K S Z A O K H E B U J U J L A B M R
D J F J Z H E A S H Q E Y A P A P D A U
K E I G N E T Y A C R S X F U F J H R Z
A B R B R A W F T S X B V N K Y C Y R U
H T A I I T U Y R T E A M A N D E K O Y
N K I G O V S R W E U U C K H U A R N Q
C I N C F P Z R M U Z F G V G K E A Z T
X E J Y K I G E H Q Z Z E I I V H I V I
H S W Y I N S B I R G U A R F L C S B P
P B C I I V I N A D A Q M S V V A I C K
R N I O A A P A G R E N A D E O T N P E
U C C D L N Y R P D M S W D J D S I X S
M Q J C N P O C Y Y A H Q I M P I V Z A
L C S E L F X N R Y F T E W H B P K O F
J T C C Y M A I E D M F T E S Z L J F V
I D N P C Z S N Q K F U G E V C L W X M
I P V F F Z B Z V S X A R C M C M I Q E
R S W W F D Z A Q T L U T E W Y B Q O N
N T W X D U Q Z Y K Q F H K R Q N H E M
```

Page : 73

```
W D M J F X S Y D P T F S I J B F D W Q
P K J J J H A Ç A I B U H K W H W A S O
E S X Y B F C X L E C N P F I V L I M M
E I F K J A Q L J R K R H P W Q I Y M C
S S Y U Z H T O S Z K A O P Y J T A A X
U I S M N J U Y W X V K D S D Q G X N N
I L Q Q K V D M A U H L J J X P R Z D W
P A F U H G P Z U E E O R A N G E N A Q
Q S B A S E E A C H Y X R I L M L E R I
G Y U T R C D M V T T M Y L I J H C I R
B H E R T Q V W K A X U T I N G N L N W
Y P T E B K C S Q S N E Z G R Q Y E E Y
L E O L J Y O F H J X X A O Y V V Z M Q N
D E M L I O R G V P B I I Q M U I E V Z
H F A I F S O N E L B N C G J C J N I W
N S G T P L S W E I A I L N M S L T W D
K X R O B U S L H T N K N X X E E I R A
V Q E P A Y O I U C A X U A A V D N I L
P T B A A C L Q Z H N H K A K I V E C M
S T S S T L N A R I E D P I O U A Y Q F
```

Page : 77

```
Q B L R K L R W U O H C Y N Y S Q T Q G
V N E A A A G C E L E R I V O G C P S F
C V K A Y U H Y Q K U Q T J N H J L X U
O M A W M L B T D T U A H C I T R A E M
U Z T R O Q U E T T E H L I Y N A U L E
R V I I J T N W R U J Q V L P Q A M L S
G A I V A T A B F G N M Z E Z Y P X E C
E E H T M N T E E O I F R T P M P V R L
T P S Q Q N N L S G Z N W T K O V C E U
T O H H H O A S M B N U E E A B E H T N
E I H J U I I C B Y E Q V L J B C J N T
Y V P I T T O E C E E G J B E Y A G A T
J R L U A D S P G C T E T T O I R N H F
H O E P O C E E V Y I T T S Q R D L C U
N N P L K P L N O W A E E I Y I O H N J
X J I A V U L J A H P I T R B L N Q E Y
W X X I X U O S L W L J M O A H F G K T
G A K Z C D R J H L X L L Q L V L D Y C
R J P T W D I E E Z Y E L R T Y E R L I
X P L Q H C G U M W T Q G C P H P U E N
```

SOLUTIONS - MOTS MÊLÉS

Page : 82

```
E G N C O A D H M M J W L K B V U W N O
M A B W N F T O P I N A M B O U R R Z F
Q C N T T B R O C O L I W S I X S N P P
X O N L K J A B N H V R E X P O U A F E
F N B D R A N I P E M Z Q R L I C V M X
H C B G Y F B C T U T T V S O G T B R P
Y O N A D K X A Z E V I D N E N E O K X
M M T N Z D S L A E H C J V V Y O A O K V
F B X H B W C A Z K E G A B R N N R W N
F R O O M Z P O I R E A U M T A S N A Y
L E O V R C C O Q H V C E B O R L Q J B
M Y B X D I A M Y G C R G W D R S V Y P
I F I R N O S S E R C R R M D P I P M I
K W J K S G F Z A R N H E Y J D U L Z K
I A T H G S C I U M F S P D O N N S L A
Q T A V Y Z T U H U A G S E Q T Y X N E
Z E O W V Q E T A U J Q A N N L J G J B
S C O H X V V B X P G H H L B X S D E D
R J L J B S A T P Q T I L N E S S I P G
V D D K Z Q N B N Y B G Q A H K V M V W
```

Page : 86

```
L X C H I C O R E E W J K G J I J N I P
Y P K B J T Y N N E Z Z D H L G J J S Y
A C G Z V X C B V N D N N C J W H P I D
E I M Q D V N S I I S I V R E H C M P J
B T P K X Y A I N H C I M H L L A C R C
S R B O M E T U U P Y A S Z F C B X W H
L O E U M O M F W O D L S G H W D L O D
U U D O S V F U Q T E G V E P W V L X R
U I A N A N P T X S Z Y A L G R C C T E
M L M V L Z C G S I T L R N W E E Y W J
Z L J L S Q R N R R Y U A E T H P P L L
Q E L O I H O E P H Q C N T W L W M Y D
H I Y C F J M S O C I X O R P P X M F L
U E H M I N C N T U T R H L E R J C J L
Z J P R S L Z I I Y A F E D B T O J D T
V J H G H V X G R C X U G B P U T R B L
Q T Q B E Z R U O G R S D W R G K U H Q
F O K D A C H S N O N X T G D C U D B I
S K T Z W D L H T X K O E O D R J H J X
Z F C J W V O E Y C L I F P S V V S I I
```

Page : 91

```
Y N Y N B C R E I P R U O P N X M N R E
K I Y H G P I Q Q A F H D J S C H E Z K
Z O F L Y U C N R U T A B A G A K O Z E
S Y R M T R V L J U B G D M V V P Z G T
D T D F J V W I W I H M J J W V A P M F
E N B D R Y H K W D U C P N Y B B X F E
C I V Y O I H C C I D A R N J L L L A M
C B K J N Y W N S K E T P N Q F J L H T
H X V N C D L Q L S N S I T I Q K K S V
A Z W I X K L A D O B I F J T O A I A X
M C E A C T Z L C Q U A V V Z R B F U M
P X F K P D R A A R T O W E P A P K Q B
I S W E C Y Y W P C T C L L U T A M S O
G M N Y S T N W W B E N A H Q R N B Q D
N W N O R V F Q I N R C R O S N E N I V
O U K H Z L N X M S N E L O R A C S L A
N L Z K B M E Y N H U F W T F T G L M S
C T H B G Q C S C P T Y L H V H R V O J
B V E Z D O X W J V G Y S I A N A P M E
T Z E F F U R T Y P C M B N O N T Q F F
```

Page : 95

```
R W R B Q T G C M B X W K V C A S S I S
O C S U C A R A M B O L E T A L Q A A E
E Q A Q R M H B C D N C D F T G K R N B
Q F N N M T R Y P N B D F S E J T G D T
J H A Z F W I Y U R O H S F D N T A S U
M B N J S F Q F O D T D Y E U O D O T H
K R A Z N I O C E P L A O J G I D B C G
I I J W M Q O N P I Z I O H S N D X D G
W G W N J L J O P D S P C C R O A X C I
L W P I I X W S L E W M N M P O U R P N
C Z U F Y E B G I S R H M E M O N F O E
O G O M R V D P P N W D I C G W L Y V Z
Y G L M E A R A M O S E S I A R F K C O
A Z A K U Y X P I R N C S U B F H D O I
N L T U G O Z A C V E V X N P W F Q C O
H Q N G N G N Y W I M F A Y J D I E V S
F Q A B A L U E S O D X N A X B O Z C L
H A C G M H S R J P E R I A T K E M Z L
Q X J J F I B R N Z A A Q A B I P L R M
S U V J G Q B L R W Y F O F D M V J E E
```

SOLUTIONS - LA RUCHE

Page : 16

Page : 25

Page : 34

Page : 43

Page : 52

Page : 61

SOLUTIONS - LA RUCHE

Page : 70

Page : 79

Page : 88

Page : 97

SOLUTIONS - QUIZ

Page 17 : a ; b

Page 26 : a ; c

Page 35 : a ; d

Page 44 : c ; c

Page 53 : d ; c

Page 62 : b ; c

Page 71 : b & c ; a

Page 78 : d

Page 80 : a ; a

Page 89 : d ; a

Page 98 : c ; a

SOLUTIONS - MOTS BROUILLÉS

Les minéraux et vitamines   Page : 15

1. Calcium **2.** Vitamine K **3.** Potassium **4.** Sodium **5.** Vitamine B12 **6.** Iode **7.** Vitamine A **8.** Soufre **9.** Vitamine E **10.** Sélénium **11.** Phosphore **12.** Vitamine B9 **13.** Magnésium **14.** Vitamine D **15.** Zinc **16.** Vitamine C **17.** Fer

Les matières grasses   Page : 24

1. Beurre **2.** Ghee **3.** Huile de coco **4.** Huile de lin **5.** Huile de noix **6.** Huile de sésame **7.** Huile d'olive **8.** Lait de coco **9.** Margarine **10.** Saindoux **11.** Végétaline

Sources de glucides   Page : 33

1. Légumineuses **2.** Fruits variés **3.** Féculents **4.** Sirops **5.** Confitures **6.** Sucres **7.** Légumes **8.** Confiseries **9.** Pâtisseries **10.** Boissons sucrées **11.** Sauces BBQ **12.** Produits céréaliers **13.** Lait et substituts

Sources de protéines   Page : 42

1. Oeufs **2.** Viande **3.** Lait **4.** Gibier **5.** Fromage **6.** Poisson **7.** Yaourt **8.** Crustacés **9.** Mollusques **10.** Volailles **11.** Fois **12.** Spiruline **13.** Soja **14.** Oléagineux **15.** Graines **16.** Légumineuses

Sources de lipides   Page : 51

1. Avocat **2.** Sardine **3.** Maquereau **4.** Amandes **5.** Saindoux **6.** Beurre doux **7.** Mayonnaise **8.** Noix de pécan **9.** Noisette **10.** Noix du Brésil **11.** Pignon de pin **12.** Vinaigrette **13.** Foie gras **14.** Légumes verts **15.** Beurre de cacahuètes

Sources de fibres   Page : 60

1. Céréales **2.** Orge **3.** Psyllium **4.** Légumes **5.** Fruits **6.** Noix **7.** Graines **8.** Légumineuses **9.** Son d'avoine **10.** Graine de lin **11.** Graine de chia **12.** Son de blé **13.** Céréales enrichies

Sources de vitamines et mineraux   Page : 69

1. Fromages **2.** Épinards **3.** Brocoli **4.** Chocolat **5.** Bananes **6.** Amarante **7.** Lentilles **8.** Viande **9.** Carottes **10.** Poisson **11.** Œufs **12.** Légumineuses **13.** Citrouille

SOLUTIONS - MOTS BROUILLÉS

Types de chou   Page : 78

1. Chou-fleur **2.** Chou frisé **3.** Chou blanc **4.** Chou chinois **5.** Chou de Bruxelles **6.** Chou pommé **7.** Chou kale **8.** Chou-rave **9.** Chou rouge

Les acides gras oméga-3   Page : 87

1. Hareng **2.** Maquereau **3.** Sardines **4.** Saumon **5.** Thon **6.** Truite **7.** Soya **8.** Noix de Grenoble **9.** Graines de lin **10.** Graines de chanvre **11.** Huile de lin **12.** Huile de canola **13.** Huile de noix **14.** Huile de soya **15.** Huile de soya

Les substituts du sucre   Page : 96

1. Érythritol **2.** Xylitol **3.** Miel **4.** Stévia **5.** Sucre de fleur de coco **6.** Sirop d'agave **7.** Sirop de fleur de coco **8.** Sirop de yacon **9.** Sirop de riz **10.** Sirop d'érable

SOLUTIONS - HORS FORMAT

Pages : 11 et 20

Sucreries, snacks salés & alcool	sucre, vin, chocolat,
Huiles, matières grasses & fruits à coque	beurre, fruits à coque
Produits laitiers, viande, poisson, oeufs & tofu	oeufs, lait, crevette, poulet, soya
Produits céréaliers, pommes de terre & légumineuses	pomme de terre, pâtes, quinoa, farine
Légumes & fruits	champignons, oignon, aubergine
Les boissons	eau minérale, eau du robinet, café

SOLUTIONS - HORS FORMAT

Page : 29

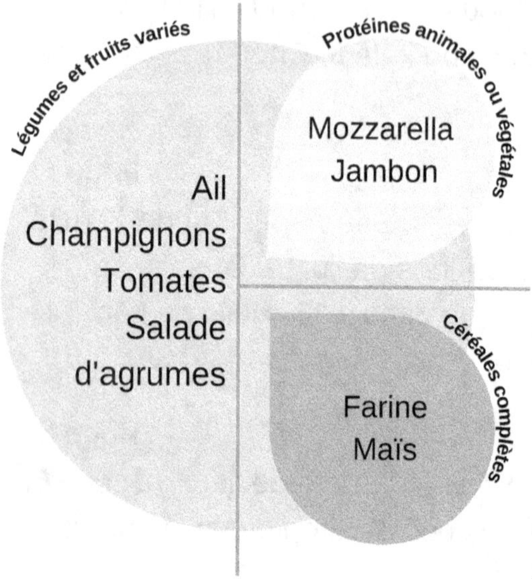

Page : 74

Fruits rouges
Fruits à coques
Citron
Thé vert
Chocolat noir
Clou de girofle
Curcuma
Cannelle
Gingembre

Café
Brocoli
Chou
Épinards
Romarin
Persil
Artichaut
Graines
Ail

Page : 84

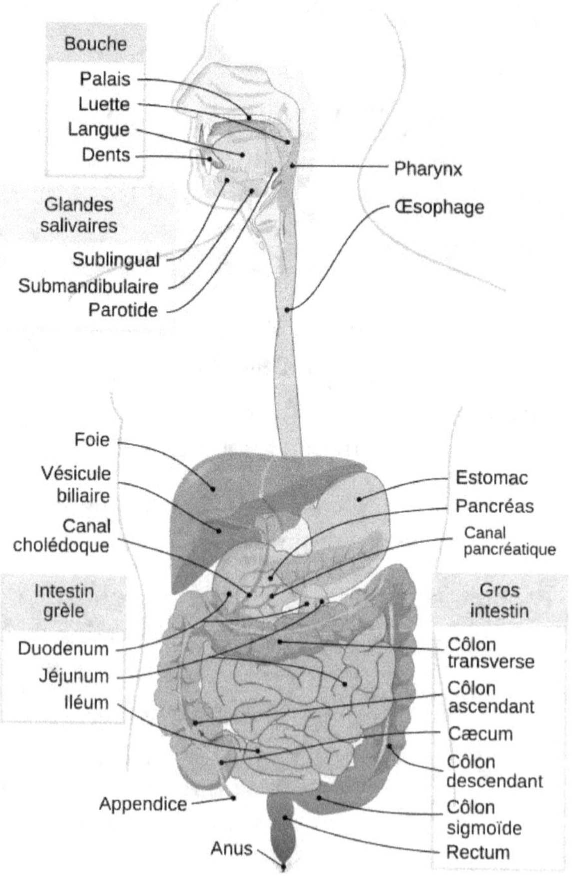

SOLUTIONS - HORS FORMAT

Page : 92

- Faire du sport
- Cesser de fumer
- Réduire la consommation d'alcool
- Boire beaucoup d'eau
- Gérer le stress
- Se reposer (physiquement et mentalement)
- Faire des cures détox
- Prendre soin de son hygiène personnelle

Page : 93

Les E 100 - Les colorants

Les E 200 et E 300 - Conservateurs = antioxydants, acidifiants, correcteurs d'acidité et quelques exhausteurs de goût

Les E 400 - Agents de texture (émulsifiants, gélifiants, épaississants, stabilisants, antimoussants, humectant)

Les E 500 - Acidifiants

Les E 600 - Exhausteurs de goût

Les E 900 - Agents d'enrobage, gaz propulseur et gaz d'emballage, édulcorants intenses

Les E 1000 - Enzymes invertases ; lysozyme(conservateur naturel du blanc d'œufs) ; amidons modifiés

Page : 96

Sucres naturels :
- le miel
- le sirop d'érable
- le sucre des fruits
- etc

Sucres transformés
- les bonbons
- les sodas
- les pâtisseries
- etc

SOLUTIONS - MOTS MYSTÈRE

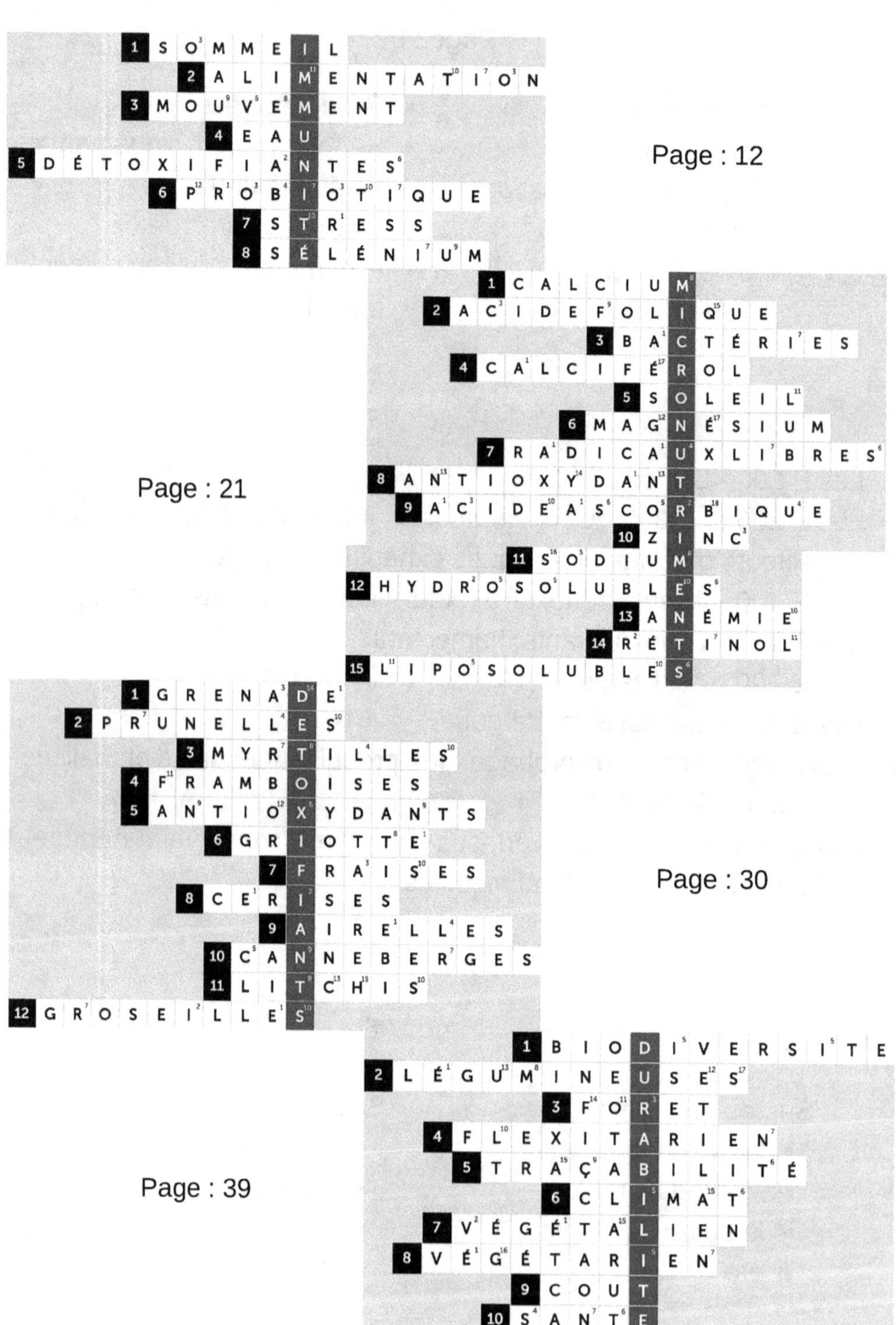

SOLUTIONS - MOTS MYSTÈRE

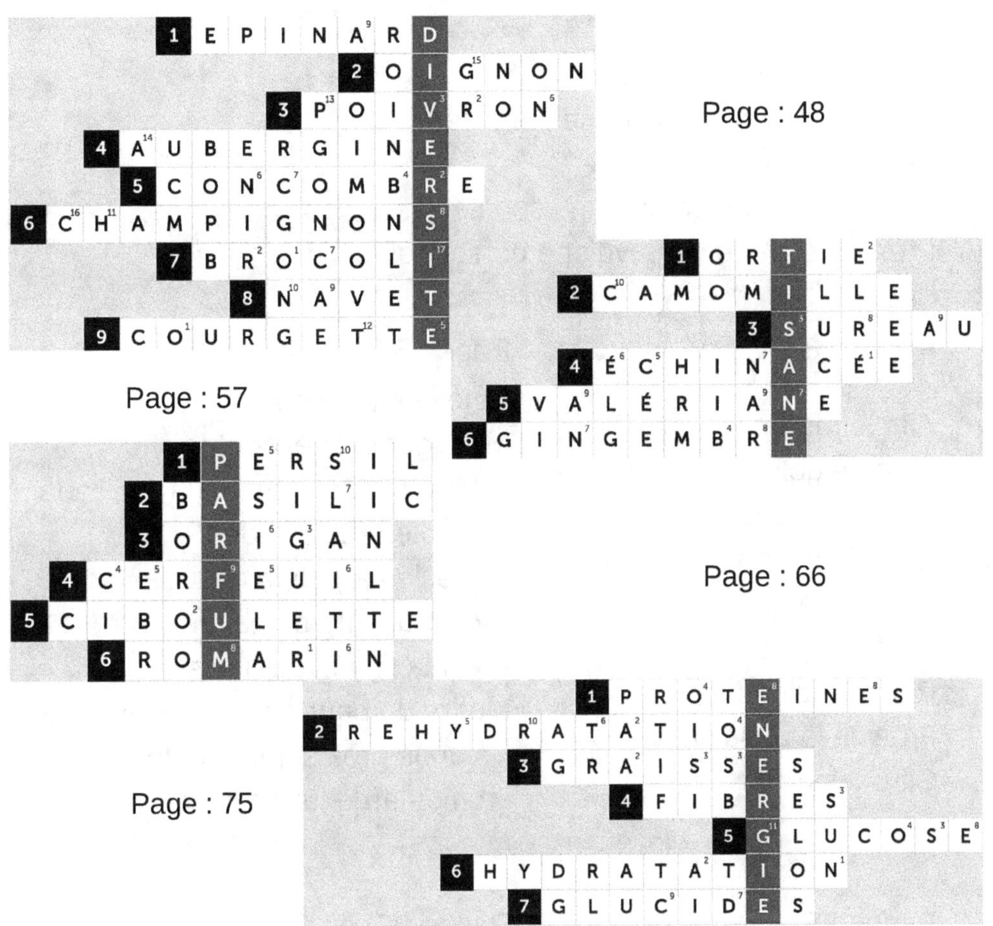

Page : 48

Page : 57

Page : 66

Page : 75

SOLUTIONS - VRAI OU FAUX

Page 9 : Vrai

Page 18 : Vrai

Page 27 : Vrai

Page 36 : Faux (fromages)

Page 45 : 5 au moins

Page 54 : Faux (7)

Page 63 : Vrai

Page 72 : Vrai

Page 81 : Vrai

Page 90 : Faux

SOLUTIONS - VOYELLES DISPARUES

Page : 12

Faire le plein de vitamines
Avoir un rythme de sommeil régulier
Socialisez-vous
Prendre soin de sa flore intestinale
Prendre soin de son hygiène personnelle

Page : 48

Airelle rouge
Baie de goji
Fruit du dragon
Noix de pecan
Pignon de pin
Reine-claude
Raisin sec
Fruit de la passion
Citron vert

Page : 57

Bête comme chou
Ménager la chèvre et le chou
Rester planté comme un poireau
Raconter des salades
Se refiler la patate chaude
Avoir du sang de navet
C'est la fin des haricots
Mettre du beurre dans les épinards
En avoir gros sur la patate
La moutarde lui monte au nez

Page : 75

Protéines
Hydrates de carbone
Lipides
Minéraux
Phytonutriments
Vitamines
Enzymes
Oxygène
Lumière
Liquides

Page : 93

Haut comme trois pommes
Le ver est dans le fruit
Prendre une prune
Entre la poire et le fromage
Garder une poire pour la soif
Couper la poire en deux
Tirer les marrons du feu
Se fendre la poire
S'en soucier comme d'une guigne
Mi-figue, mi-raisin

SOLUTIONS - MOTS COUPÉS

AVINER	MARRON	PERSAN	TONNER	Page : 13
AVIRON	MOUDRE	PROMIS	SOUPER	
DRELIN	MOULER	PRONER	TONDRE	
GRELER	MOULIN	PROTON	PERMIS	
GRELIN	MOURON	SANDRE	PERRON	
GRENER	MOUTON	SANTON	MARLIN	
LAINER	PERDRE	SOULER	MARNER	
LAITON	PERLER	SOUMIS		

BOULIN	FRIPER	PERSAN	SANTON	Page : 22
BOULOT	FRIPON	PLUMER	TONDRE	
BOUMER	MERLIN	PLUTON	PONTON	
BOUTON	MERLOT	POMMER	SANDRE	
CHOMER	MOUDRE	POMPER	PALPER	
CHOPER	MOULIN	POMPON	PERLOT	
CREMER	MOUTON	PONCHO	DRELIN	
CREPON	PALMER	PONDRE	FRIMER	

CERTES	FONDRE	PONTER	TILLER	Page : 31
COUDRE	GENDRE	POUCER	TILTER	
COULER	GENEPI	POUDRE	TERCER	
COUPEE	GENTIL	POUPEE	TESTER	
COUPON	PINCER	POUPIN	PONCER	
COUTER	PINPON	POUPON	PONDRE	
COUTIL	PISTER	SAUCER	EPILER	
EPICER	PISTIL	SAUTER	FONCER	

BERCER	GERMER	MARNER	VERGER	Page : 40
BERGER	GLABRE	MERISE	VERLAN	
BERNER	GLACER	PLACER	SAURIN	
BRELAN	GLAISE	PLANER	SAUVER	
CERISE	GLANER	RINCER	MARBRE	
CERNER	LANCEE	RINCEE	MARGER	
EPUCER	LANCER	SAUCER	GERBER	
EPUISE	LANGER	SAUNER	GERCER	

SOLUTIONS - MOTS COUPÉS

CISTRE	FILTRE	POUTRE	VENTER	Page : 49
CONCIS	GLACIS	PRECIS	VENTRE	
CONTER	GLACON	PRESSE	TERTRE	
CONTRE	LIESSE	PRETER	TRESSE	
DRISSE	MONIAL	PRETRE	POUMON	
FAUCON	MONTER	QUADRI	POUSSE	
FAUFIL	MONTRE	QUATRE	FAUTER	
FAUSSE	POULIE	QUATER	FILIAL	

DAMAGE	LEVAGE	MURIER	RAVEUR	Page : 58
DAMIER	LEVIER	NOUEUR	RAVIER	
DORAGE	LEVURE	NOUURE	VIDAGE	
DOREUR	LIMAGE	POTAGE	VIDEUR	
DORMIR	LIMEUR	POTIER	VIDURE	
DORURE	LIMIER	RAMAGE	RAMURE	
LAVAGE	MIRAGE	RAMDAM	RAVAGE	
LAVEUR	MIREUR	RAMEUR	NOUAGE	
LAVURE	MURAGE	RAMIER		

CALIER	MARIER	RENTER	VENDRE	Page : 67
CALMAR	MARLIN	RONGER	VENGER	
CALTER	MARRER	RONIER	VENTER	
DRELIN	MARRON	SERIER	TERRER	
GERMON	MONTER	SERMON	TERSER	
LINIER	MOUDRE	SERRER	RENDRE	
LISIER	MOULIN	SETIER	RENIER	
LISSER	MOURON	SETTER	LISTER	
			MARGER	

CARIER	FOREUR	MARLIN	FORAGE	Page : 76
CARLIN	JASEUR	MARMOT	FORCIR	
CARMIN	JASMIN	MARRON	LISTEL	
CARTEL	LINIER	MARTEL	MARIER	
CIRAGE	LISEUR	MINAGE	CIRIER	
CIREUR	LISIER	MINCIR	DINEUR	

SOLUTIONS - MOTS COUPÉS

Page : 85

BLESSE	CHASTE	GOUROU	LAITON
BLETTE	CHATON	GOUTTE	LETTON
BRESSE	CHATTE	GOUSSE	ROUBLE
BRETON	CROSSE	GRANGE	ROUSSE
BRETTE	CROTON	GRAPPE	ROUSTE
CHALET	FRANGE	GRASSE	STEPPE
CHANGE	FRAPPE	GRATTE	
CHASSE	GOULET	LAISSE	

Page : 94

BERGER	ETALON	GERBER	MANANT
BOUGER	ETAMER	GERMER	MANGER
BOUGRE	FILANT	GRELIN	MANGUE
BOULIN	FILMER	GRELON	MERLAN
BOULON	GALANT	LANGUE	MERLIN
BOUMER	GALBER	LINGUE	MERLON
BOUTIS	GALLON	LONGER	VENANT
ETAGER	GERANT	LONGUE	VENGER
			VENTIS

SOURCES UTILISÉES

https://medlineplus.gov/antioxidants.html

https://www.hsph.harvard.edu/nutritionsource/

https://www.nutrition.org.uk/

https://extenso.org/aliments/legumes-et-fruits/

https://www.sge-ssn.ch/fr/

https://www.mangerbouger.fr/

https://www.cuisineaz.com/

https://www.notretemps.com/sante

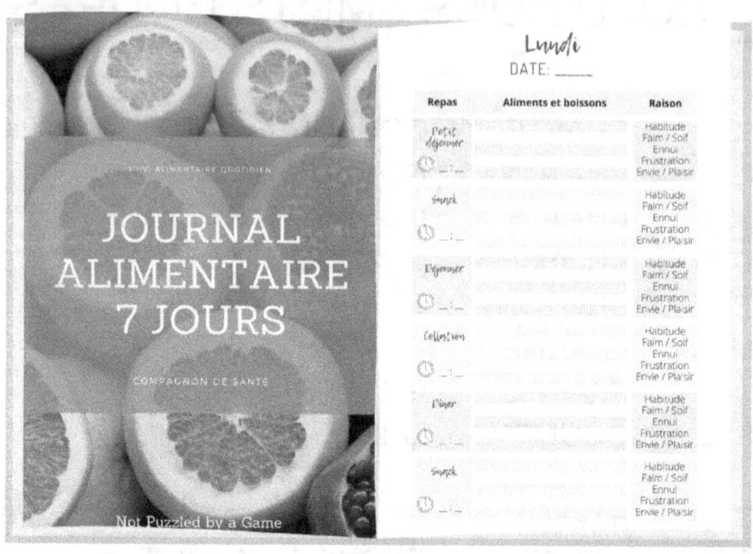

En bonus : Un journal alimentaire hebdomadaire à imprimer. Utilisez-le pour effectuer un suivi de tout ce que vous mangez pendant une semaine.

Réfléchissez aux informations que vous avez recueillies pour identifier les habitudes que vous souhaitez renforcer ou modifier.

Garder un journal alimentaire, c'est utile pour atteindre vos objectifs en matière d'alimentation saine.

Scanner le QR code depuis un smartphone ou une tablette pour réclamer votre bonus.

Merci!

Nous sommes ravis que vous ayez choisi d'acheter ce cahier d'activités pour adultes et nous espérons qu'il vous a plu.

Il serait très apprécié si vous décidiez de partager votre expérience.

Les avis nous aident à fournir la meilleure qualité possible à nos lecteurs et augmentent les chances que d'autres personnes découvrent ce livre.